医学影像与新技术应用

主编　曹　艳　张爱苹　丁庆洁　鲁忆南

上海交通大学出版社
SHANGHAI JIAO TONG UNIVERSITY PRESS

内容提要

本书将检查技术与临床常见疾病相联系，较为详细地分析了人体各器官、组织疾病的影像学诊断方法，并对相应疾病诊断的难点进行了剖析，适合广大影像科医师、技师和临床医师阅读使用。

图书在版编目（CIP）数据

医学影像与新技术应用 / 曹艳等主编. --上海 ：
上海交通大学出版社，2023.12
　　ISBN 978-7-313-29358-9

　　Ⅰ．①医… Ⅱ．①曹… Ⅲ．①影像诊断 Ⅳ.
①R445

　　中国国家版本馆CIP数据核字（2023）第169944号

医学影像与新技术应用

YIXUE YINGXIANG YU XINJISHU YINGYONG

主　　编：曹　艳　张爱苹　丁庆洁　鲁忆南
出版发行：上海交通大学出版社
邮政编码：200030
印　　制：广东虎彩云印刷有限公司
开　　本：710mm×1000mm　1/16
字　　数：202千字
版　　次：2023年12月第1版
书　　号：ISBN 978-7-313-29358-9
定　　价：198.00元

地　　址：上海市番禺路951号
电　　话：021-64071208

经　　销：全国新华书店
印　　张：11.5
插　　页：2
印　　次：2023年12月第1次印刷

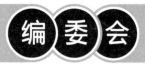

主 编

曹 艳　张爱苹　丁庆洁　鲁忆南

副主编

李鑫欣　刘玉云　房 刚　刘 勇

编 委（按姓氏笔画排序）

丁庆洁（山东省曹县县立医院）

刘 勇（山东省颐养健康集团肥城医院）

刘玉云（广东省广州市妇女儿童医疗中心/

广东省广州市增城区妇幼保健院）

李鑫欣（山东省文登整骨医院）

张千里（山东省微山湖医院）

张爱苹（山东省聊城市退役军人医院）

房 刚（山东省梁山县中医院）

曹 艳（中南大学湘雅三医院）

鲁忆南（山东省公共卫生临床中心）

主编简介

◎曹　艳

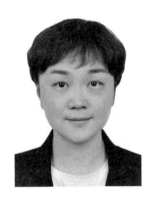

　　女，毕业于中南大学湘雅医学院影像医学与核医学专业。现就职于中南大学湘雅三医院核医学科，长期从事核医学工作，擅长化学发光检测、放射免疫检查及室内质量控制等。发表论文8篇，获国家专利3项，参与科研课题3项。曾多次获市"优秀女职工""先进个人"等荣誉称号。

前言

FOREWORD

循证医学的兴起,要求任何医疗决策的确定都应基于客观的临床科学研究依据;任何临床的诊治决策,必须建立在当前最好的研究证据与临床专业知识和患者的病情相结合的基础上。而在疾病的诊疗过程中,各类检查方法尤其是影像学检查,在为疾病的精确诊断提供科学和直观依据的同时,也为疾病的个体化治疗提供了有力保障。

近年来,随着科学技术不断进步,医学影像学的理论和临床研究飞速发展,临床上新技术和新方法不断出现,各种大型的医学专著及医学指南层出不穷。目前,国内各级医疗机构的影像诊断设备已广泛投入使用,X线、CT、MR 等检查已成为重要的检查手段,且在临床诊疗工作中日益普及。然而,由于基层医疗机构的从业人员接受规范的影像检查技术培训和精准的影像诊断教育相对薄弱,很多基层医师没有机会接受更深入的专业教育,所见病种局限,读片存在困难,这极大地影响了临床医疗质量。为此,我们特组织了一批经验丰富的影像科医务工作者,编写了这本《医学影像与新技术应用》。

本书从病因、病理、影像学表现等方面详细阐述了临床常见疾病的影像诊断与鉴别诊断,且在编写过程中摒弃了陈旧的理念,并融入了各位编者多年的临床工作经验和近年来的医学影像学研究成果,旨在帮助基层影像诊断技术人员和从事临床的医务工作者进一步学习影像解读和影像诊断的医学技能,从而提高诊断的准确性。本书内容丰富,详略得当,条理清晰,重点突出,是一本集专业性、前沿性、实用性于一体的影像学工具书,适合广大影像科医师和技师在工作和学习中阅读使用,也可作为临床医师选择影像检查方法、学习疾病影像诊断的参考书。

在编写过程中,我们参阅了国内外大量的医学影像学文献,以期尽可能地为读者呈现此领域的知识精华。但现代医学影像学的发展日新月异,而我们的认识和工作经验有限,故本书内容难免存在不足之处,还望广大读者不吝赐教。

《医学影像与新技术应用》编委会

2023 年 1 月

目 录 CONTENTS

第一章　医学影像学的发展

第一节　新　进　展

　　现代医学影像设备和技术的发展日新月异。近年来,许多影像新设备新技术不断开发并应用于临床,使临床诊断产生很多新的变化,促进了诊断学的发展,并产生很多新的方法和新的流程,同时也带来了一些需及时解决的新问题。图像存档与传输系统的构建和医院信息系统、影像信息系统的逐步完善,已使医疗、诊治工作的流程发生了很大的变化。

一、X线摄影

　　影像的数字化是X线诊断最新和最重要的进展,传统的以形成模拟图像为特点的X线胶片摄影技术正面临数字化成像的革新,一个无胶片的X线摄影正在成为现实。目前,X线摄影的数字化方式主要包括计算机X线摄影和数字X线摄影两种方式。

二、计算机断层扫描术(computer tomography,CT)

　　多层螺旋CT的问世,是CT发展史上的一个里程碑,极大地扩展了CT的应用范围和诊断水平。它具有单层螺旋CT相对于普通CT的所有优点,而且有了实质性的飞跃,具体包括:①扫描范围更长;②扫描时间更短,最快扫描速度可达每周0.3秒;③Z轴分辨率高,最小层厚为0.5 mm;④时间分辨率高,可用于心脏等动态器官成像。

　　多层螺旋CT比单层螺旋CT可获得更薄的层厚,以更短的时间行更长范围的扫描;所得容积信息更为丰富,进一步改善横断层面重建图像的分辨力,并可得到"各向同性",即冠状面或矢状面重组图像与横断面图像分辨力相同的图像;

更快的数据采集和图像重建,缩短了成像时间,可行实时成像,实现了 CT 透视。CT 技术的发展有下列优势。

(一)给应用带来很大方便

包括:①检查时间缩短,增加了患者的流通量;②对危重患者更为适合,能一次快速完成全身扫描;③有利于运动器官的成像和动态观察;④对比增强检查时,易于获得感兴趣器官或结构的多期相表现特征;⑤获得连续层面图像,可避免遗漏小病灶。

(二)带来图像显示模式上的变化

包括:①扫描所得容积数据经计算机后处理,可进行多平面重建、三维立体显示;②切割技术可只使某些感兴趣器官或病变显影;③仿真内镜技术可无创地模拟纤维内镜检查的过程;④CT 血管造影的准确性更高。

(三)可行 CT 灌注成像

利用静脉团注对比剂,对选定脏器的一至数层层面或全脏器进行快速动态 CT 扫描,再将扫描数据通过特殊软件处理后得到脏器组织血流灌注信息的一种检查方法。该方法直接反映了对比剂通过毛细血管时引起的脏器组织密度动态变化,即对比剂到达脏器组织后首先使组织密度逐渐升高,一定时间内达到峰值,之后密度逐渐下降,最后恢复到注入对比剂之前的水平。如果将不同时间脏器组织的密度值连成曲线,即可获得对比剂通过脏器组织时的时间一密度曲线,经不同的数学模型分析曲线可得到脑血容量、脑血流量、平均通过时间、达峰时间等脏器组织血流灌注的定量信息,将这些灌注参数值赋予不同的灰阶或伪彩,便可得到直观的 CT 灌注图。

临床上可用于评价正常及病变组织血流灌注情况,了解器官的血流灌注状态,当前主要用于急性或超急性脑缺血的诊断、脑梗死缺血半暗带的判断以及肿瘤新生血管的观察。

多层螺旋 CT 技术还允许使用较低的剂量用于肺癌、结肠癌、冠状动脉等多种疾病的筛查。

三、磁共振成像

3T 场强的磁共振已应用于临床,各种新的 MR 硬件和软件的开发、新的扫描序列的发展特别是各种快速序列,使 MR 的成像时间越来越短,改善了图像质量,使一些成像技术更为成熟,更多地扩大了其临床应用范围。

(一)弥散加权成像

在均质的水中,水分子的扩散是一种完全随机的热运动。但在人体组织中,水分子的自由扩散运动会受到限制。弥散加权成像(diffusion weighted imaging,DWI)通过检测组织中水分子扩散受限制的方向和程度可得到微观的水分子流动扩散情况,即组织中水分子无序扩散运动快慢的信息,间接了解组织微观结构的变化。由于组织间的扩散不同会导致信号下降不同,DWI图上会形成不同的影像对比。主要用于急性脑缺血的早期发现和脑瘤诊断的研究,也有用于肝脏等器官肿瘤诊断研究的报道水分子在纤维束中各方向上的扩散是不同的,在与神经纤维走行一致的方向受限最小,运动最快,而在与神经纤维垂直的方向受限最大,运动最慢,称为扩散的各向异性。弥散张量成像(diffusion tensor imaging,DTI)就是利用脑组织中水扩散的各向异性进行的一种定量成像方法,它是在传统数据仓库基础上发展起来的观察水分子扩散运动的技术,是目前唯一能无创性显示活体纤维及纤维束走行的手段。当纤维束受到破坏时,DTI可检测到这种各向异性的降低,常用相对各向异性,或各向异性分数来定量分析。弥散张量纤维束成像则是用来显示各纤维束的走行,它可帮助判定脑内病变对纤维束及其走行的影响

(二)灌注加权成像

灌注加权成像(perfusion weighted imaging,PWI)是反映组织微循环的分布及其血流灌注情况评估局部组织的活力和功能的磁共振检查技术。目前主要用于脑梗死的早期诊断,也已扩展用于心脏、肝脏和肾脏等器官的功能灌注及肿瘤的良恶性鉴别诊断,主要包括对比剂团注跟踪法和动脉自旋标记法。

1.对比剂跟踪法

与CT灌注成像相似,通过团注磁共振成像(magnetic resonance imaging,MRI)对比剂快速成像,当对比剂通过毛细血管网时,造成局部磁场不均匀而引起局部组织的 T_2 缩短,表现为信号下降,而缺乏灌注的组织因无或仅有少量对比剂进入,相对于正常组织其信号显得较高。通过时间—信号强度曲线可以计算出局部相对血流量、局部相对血容量和局部氧摄取率。

2.动脉自旋标记法

利用动脉血液中的质子作为内源性对比剂,通过特殊设计的脉冲序列对流入组织前的动脉血液质子进行标记,检测受标记的质子流经受检组织时引起组织信号强度变化以此反映组织的血流动力学信息。其最大优势在于不需使用对

比剂,目前该项技术已在高场 MRI 设备上实现,尚未普及。

(三)脑功能性 MRI

脑功能性 MRI 是以 MRI 研究活体脑神经细胞活动状态的崭新检查技术。某种脑功能相对应的皮层神经元激活时,该区域的静脉血中氧合血红蛋白增加及去氧血红蛋白减少,引起磁敏感效应的变化。利用血氧水平依赖法,可以检出相应脑功能皮质激活的区域,目前仍处在研究阶段。

该技术多用于以下几个方面:①观察颅脑肿瘤对运动感觉皮质的影响,辅助制定术前计划,以及术后评价;②语言及记忆优势半球的定位;③成瘾患者脑内功能的研究;④难治性癫痫的定位痴呆及认知障碍的研究等。

(四)MR 波谱成像(magnetic resonance spectroscopy,MRS)

MRS 是目前唯一的活体观察组织细胞代谢及生化变化的无创性技术。不同的代谢物在外加磁场中存在共振频率的差异,即化学位移不同,MRS 记录的是不同化学位移处代谢物的共振信号。其原理与 MRI 相同,均遵循拉莫尔(Larmor)定律,差异在于数据的表现形式不同,MRS 表现的是信号的振幅随频率变化的函数。目前较为成熟的技术是氢质子波谱(^{1}H-MRS)。在 3.0T 设备上,可行如 ^{31}P 等多种核的 MRS 检查。临床上多用于急性脑缺血和脑瘤及前列腺癌的研究,也用于脑变性疾病、缺血缺氧性脑病、艾滋病、多发性硬化和颞叶性癫痫等的研究。

(五)磁敏感加权成像

磁敏感加权成像(susceptibility weighted imaging,SWI)采用高分辨率的三维梯度回波序列,利用不同组织间磁敏感度的差异产生的有别于传统 T_1 加权象(T_1 weighted image,T_1WI)、T_2 加权像(T_2 weighted image,T_2WI)及质子密度影像的新型图像对比,在 SWI 图像中,静脉血管表现为显著的黑色。SWI 方法现已比较成熟,在脑血管畸形、脑出血、脑外伤、脑肿瘤、顺磁性物质沉积等中枢神经系统病变诊断中的应用已经受到越来越多的关注,尤其对于细小静脉、小出血灶和神经核团解剖结构的显示具有较大的优势。

四、超声

超声在多普勒彩色血流成像、三维超声、谐波成像、数字和波束形成等技术方面也有很大的进展。

(一)冠脉血流显像

冠脉血流显像是新近开发的一项彩色多普勒血流技术,与其他冠状动脉显像的超声技术相比,其最大的特点就在于可以较好地显示心肌内的冠脉分支血流。

(二)三维超声成像

三维超声成像能够提供三维解剖图像,较二维超声成像更具直观性。目前研究较多的是动脉血管、软组织及心脏的三维超声成像。

(1)血管内的三维超声成像可精确和定量描述冠脉管壁的状况,判断粥样斑块的有无,并对其大小进行准确测量。

(2)心脏的三维超声成像可提高先天性心脏畸形和瓣膜病的诊断。

(3)软组织的三维超声成像在肿瘤体积和胎儿形体测定上有一定的应用价值。

(三)自组织谐波成像技术

自组织谐波成像技术主要针对心肌组织的谐振特性对心脏成像进行研究。

(四)多普勒组织成像

多普勒组织成像是一种无创性室壁心肌运动分析技术,可在一定程度上定时、定量、定位地显示心内膜的室壁运动。

(五)数字化多声束形成技术

把数字化技术衍生到超声的发射和接收,而采用了该技术的超声诊断设备被称为全数字化超声诊断仪。

五、图像存档与传输系统

图像存档与传输系统(picture archiving and communication system,PACS)是应用于医院放射科或医院及更大范围的医学图像信息管理系统,是专门为实现医学图像的数字化管理而设计的,包括图像存档、检索、传递、显示、处理和拷贝的硬件和软件,是计算机通信技术和计算机信息处理技术结合的产物。

(一)PACS定义

PACS是以高速计算机设备及海量存储介质为基础,以高速传输网络连接各种影像设备和终端,管理并提供、传输、显示原始的数字化图像和相关信息,具有查找快速准确、图像质量无失真、影像资料可共享等特点。

(二)PACS的组成

一套完整的PACS的组成必须包括:①数字化图像的采集;②网络的分布;

③数字化影像的管理及海量存储;④图像的浏览、查询及硬拷贝输出;⑤与医院信息系统、放射信息系统的无缝集成。其中,数字图像的采集在 PACS 中最为关键。

(三)PACS 的意义和限度

医院应用 PACS 的意义主要有:①医用影像的数字化,节约了购买、冲洗和保存胶片的费用;②能够快速、高效地调用影像和信息资料,提高工作效率;③可永久保存图像;④提供强大的后处理功能,可同时看到不同时期和不同成像手段的多帧图像,便于对照、比较;⑤实现资料共享,便于会诊及远程医疗。

PACS 要求性能稳定,对系统要求高,技术复杂,需要根据具体情况进行建设,一次性投资较高需要日常维护和不断更新。因此,目前 PACS 的推广应用受到一定限制。

第二节　医学影像设备分类

医学影像设备种类繁多,可分为辐射类设备、非辐射类设备和融合设备。

一、辐射类设备

辐射类设备按照影像信息载体的不同,可以分为 X 线设备和核医学设备。

(一)X 线设备

X 线设备主要有 X 线机、数字 X 线摄影设备(数字减影血管造影、计算机 X 射线摄影、数字 X 射线摄影等)和 CT 设备等。X 线设备是通过测量 X 线透过人体的衰减系数实现成像。在 X 线设备中,常规 X 线机图像分辨力较高,使用方便、价格较低,广泛应用于各级医疗机构。但获得的是人体各组织重叠在一起的二维图像,不能区分病变的深度,且对软组织病变的分辨力较低。数字 X 线设备可方便地进行图像的处理、存储、传输,便于接入 PACS,扩大了诊断范围,适用于胃肠和心脏等部位的诊断。数字减影血管造影设备由于能实时、清楚、准确地提供穿刺针和导线的位置、局部血管或生理管道系统的结构、介入治疗后栓塞或扩张的效果等有关介入诊疗的信息,因而具有很大的优越性。CT 图像具有较高的清晰度,空间分辨力可达 0.5 mm,可分辨的组织密度差别为 0.5%,并可确定被检脏器的位置、大小和形态变化。CT 检查提供断层图像,避免普通 X 线影像各组织之间的重叠,扩展了 X 线设备的临床应用范围。

(二)核医学设备

核医学设备主要有 γ 相机、单光子发射计算机体层显像仪(single photon emission computed tomography,SPECT)和正电子发射体层仪(positron emission tomography,PET)。核医学设备是通过有选择地测量摄入人体内的放射性核素所发出的 γ 射线实现人体成像的设备。

γ 相机既是显像仪器,又是功能仪器。临床上可用于人体脏器静态或动态照相检查,动态照相主要用于心血管疾病的检查。SPECT 具有 γ 相机的全部功能,又增加了体层成像,可获得组织器官常规水平位、矢状位、冠状位或某一角度的断层图像。在保证图像质量的同时,明显提高了诊断病变的定位能力。利用各种新开发的放射性药物,可对病灶进行定量分析。SPECT 在动态功能检查或早期诊断方面有其独到之处,其缺点是图像分辨力不如 X 线机和 CT,操作中要使用放射性药物。PET 是采用正电子放射性药物测定活体组织细胞各种代谢的变化、受体分布、体内抗原抗体的结合、乏氧、血流灌注及基因表达等状况,并以图像形式直观显示出来。一次检查可获得全身断层影像,PET 显像又被称为活体生化代谢图像。PET 适合于人体生理和功能方面的研究,尤其是对代谢功能的研究;其缺点是在其附近需要有生产半衰期较短的放射性核素的加速器和建立放射化学实验室,而且费用比较昂贵。

二、非辐射类设备

非辐射类设备根据影像信息载体的不同,可以分为超声成像设备和磁共振设备。

磁共振设备通过测量构成人体组织元素的原子核发出的 MR 信号实现人体成像。其空间分辨力一般为 0.5~1.7 mm,不如 CT 高;但其软组织分辨力优于 CT,可清楚显示软骨、肌肉、肌腱、脂肪、韧带、神经、血管等各种组织结构。MRI 设备可做任何方向的体层检查,可反映人体分子水平的生理、生化等方面的功能特性,对某些疾病(如肿瘤)可作早期或超早期诊断,是具有较大发展前途和潜力的高技术医学影像设备。

超声诊断仪根据其显示方式不同,可分为 A 型(幅度显示)、B 型(灰度显示)、D 型(多普勒成像)、M 型(运动显示)等。目前医院中使用最多的是 B 型超声诊断仪,俗称 B 超,其横向分辨力可达到 2 mm 以内,所得到的软组织图像清晰而富有层次。利用超声多普勒系统可实现各种血流参数的测量,是 20 世纪 90 年代以来广泛应用的超声技术。随着超声对比剂的发展,超声造影也成为近年来很受重视的新技术。临床上,超声设备在检查甲状腺、乳房、心血管、肝脏、胆囊、泌尿科和妇产科等方面有其独到之处。

X 线成像与 MRI、超声成像之间的一个重要区别是对人体有无危害。就 X 线来说,尽管现在已经显著降低了诊断用剂量,但其危害仍值得重视。实践表明,长期大量的电离辐射将增加癌症、白血病和白内障等疾病的发病率。而目前诊断用超声剂量还没有使受检者发生不良反应的报道。MRI 也无电离辐射,不存在辐射危害。

三、融合设备

融合设备主要包含 PET/CT,PET/MRI,DSA-CT。20 世纪 90 年代后期,随着图像技术的发展,核医学影像和 CT 影像相融合是整个核医学设备发展的方向。功能影像与解剖影像的相互完善与优势互补,形成了一种全新的影像学,即解剖-功能影像学。PET/CT 能将 PET 在细胞和分子水平反映的生理和病理特点与 CT 在组织水平反映的结构变化有机地结合在一起。二者的融合并不是 PET 和 CT 功能的简单相加,是同机图像融合。利用 X 线对核医学图像进行衰减校正的功能,都是各自原本不具备的功能。CT 影像与 PET 影像进行图像融合时,可进行 PET 和 CT 图像的精确定位,实现准确的同机图像融合。PET/CT 解决了核医学影像解剖结构不清晰的缺点,通过采取 CT 图像对核医学影像进行全能量的校正,使核医学影像真正达到定量的目的,可以更早期、灵敏、准确、客观的诊断和指导治疗多种疾病,对肿瘤的早期诊断、神经系统的功能检查和冠心病的诊断等起着越来越重要的作用。

通过 PET 与 MRI 的结合,有助于提高图像质量和空间分辨率,鉴别软组织中的疾病细胞或癌细胞,较 PET/CT 而言提高了脑、骨髓病变的检出率。也正是由于 PET 和 MRI 的这种互补特性,一体化的 PET-MRI 扫描仪已进入临床应用阶段。

第二章　呼吸系统疾病的CT诊断

第一节　胸壁疾病

胸壁由皮肤、浅筋膜、深筋膜、胸上肢肌、胸廓、肋间组织及胸内筋膜等共同构成,因此胸壁主要包含皮肤、脂肪、肌肉、血管、神经等软组织及肋骨、胸骨的骨性结构。胸壁疾病包括畸形、外伤、感染、肿瘤及术后改变等。乳腺疾病此处不予介绍。

一、畸形

胸壁畸形主要由胸廓的骨性结构畸形所致,如鸡胸、桶状胸及胸廓不对称等,其病因可为先天性,亦可为后天各种原因所致,一般轻度的胸廓畸形对人体的生理功能影响不大,但严重胸廓畸形可不同程度影响心、肺功能。以下简略介绍与临床相关的畸形:鸡胸、漏斗胸和桶状胸、扁平胸。

(一)鸡胸和漏斗胸

1.病因及病理

造成鸡胸、漏斗胸这两种畸形原因有先天发育异常、营养不良及继发于胸腔内的疾病。严重的鸡胸、漏斗胸可引起心、肺受到不同程度的压迫,引起心脏移位,影响肺通气功能,还易发生呼吸道感染等病症。

2.CT表现

鸡胸在CT上表现胸骨前突,可合并相连接的前肋呈反弓形,胸前壁呈楔状凸起,胸廓的前后径比左右径还长,状如禽类胸廓。漏斗胸在CT上表现为胸骨凹陷畸形,相连接的肋骨弓形程度增大,状如漏斗。

(二)桶状胸和扁平胸

1.病因

桶状胸可由慢性支气管炎、哮喘等疾病形成的肺气肿所致,扁平胸可因先天发育形成,也可为慢性消耗性疾病所致,如肺结核等。

2.CT 表现

桶状胸表现为胸廓的前后径增长,有时超过左右径,以中下前肋为主的肋间隙加宽,整个胸廓呈圆桶形(图 2-1)。扁平胸表现为胸部的前后径不到左右径的一半,呈扁平状,且颈部细长、锁骨突出。

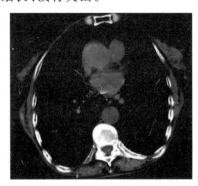

图 2-1　桶状胸

前后径明显增大,前后径大于左右径,胸似桶状

胸廓畸形常伴有其他疾病,因此在通过 CT 发现胸廓畸形的同时,还应密切注意肺、心脏等部位表现。另外,胸廓为肋骨、胸骨和胸椎之间的连接共同构成的统一体,当其中某一骨性结构畸形时,常伴有其他骨性结构改变,因此,观察 CT 表现时,需结合 X 线平片进行全面观察。

二、外伤

胸部损伤根据是否穿破胸膜分为闭合性和开放性两类,而表现在胸壁损伤主要为骨性结构和软组织损伤,如肋骨、胸骨骨折及软组织血肿等。临床上无论是闭合性损伤还是开放性损伤,胸腔内、纵隔内脏器受损及合并腹部脏器损伤形成胸腹联合伤时都是临床急症。因此 CT 观察胸壁外伤的同时必须注意肺内、纵隔及腹腔等变化,如皮下积气、胸腔积液、气胸、间质性肺气肿、心包积液、腹内游离气体等征象。CT 还可有发现因外伤残留在胸壁的异物,并且可观察到异物是否损伤纵隔内重要脏器(图 2-2)。另外,应用 CT,特别是螺旋 CT 的重建技术对诊断胸骨骨折、细微的肋骨骨折及肋软骨骨折较 X 线平片有明显优势(图 2-3)。

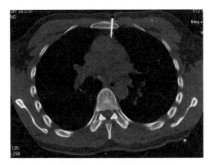

图 2-2 胸壁异物

高密度条形异物穿过胸骨,进入前纵隔,紧贴升主动脉

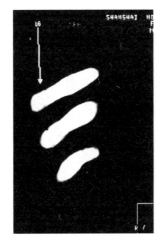

图 2-3 肋骨外伤

CT 矢状面重建可以清楚地看到肋骨的骨折线

三、感染

胸壁感染包括非特异性感染和特异性感染,特异性感染包含结核、真菌感染,非特异性感染为一般统称的化脓性感染。我国现在结核患者的数量居世界第二位,疫情的严重性仅次于印度,近几年有迅速发展,部分地区甚至有蔓延趋势,因此,以下重点介绍胸壁结核。

(一)胸壁结核

胸壁结核是胸壁常见疾病,根据中华医学会结核病学会最新分类法,胸壁结核归类于肺外结核。

1.病因

原发性胸壁结核少见,主要继发于肺、胸膜及纵隔淋巴结等结核,但胸壁结核并非和肺、胸膜及纵隔淋巴结结核呈同步性,有相当一部分胸壁结核患者肺内病灶已吸收或趋于吸收。其主要感染途径如下。①淋巴道播散:为最常见的感染途径,结核分枝杆菌由肺、胸膜及纵隔淋巴结等原发灶经淋巴道感染胸壁组织,以胸骨旁、肋间为主的淋巴丰富区最易累及。早期病变局限于胸壁淋巴结,后可蔓延侵犯周围软组织、骨质。②血行播散:体内原发病灶的结核分枝杆菌通过血液播散至胸壁上血供丰富的胸骨、肋骨骨松质内,导致结核性骨髓炎,而后引起骨质破坏,病灶破溃侵入软组织。③直接侵犯:肺、纵隔结核病灶穿破胸膜后直接侵犯胸壁,或是结核性脓胸破溃,病灶累及胸壁,此种形式常有肺、纵隔、胸腔结核病灶与胸壁病灶的相互连接。

2.病理

胸内结核以淋巴、血行播散和直接侵犯累及胸壁淋巴结及胸壁各层组织,包括骨骼和软组织,形成无痛性冷脓肿并可导致骨质破坏;胸壁结核脓肿以起源于胸壁深处的淋巴结较多,经穿透肋间肌蔓延至胸壁浅部皮下层,往往在肋间肌层里外各有一个脓腔,中间有孔道相通,形成葫芦状。有的脓肿穿透肌间隙之后,因重力坠积作用,逐渐向外向下沉降至胸壁侧面或上腹壁,脓肿穿透皮肤可形成窦道。

3.临床表现

发病年龄常见于35岁以下的青年人,以男性为多。大多数患者全身症状不明显,若原发结核病灶尚有活动,则可有低热、盗汗等中毒症状。早期,患者只有不痛、不热、不红的冷脓肿,因此又称为无痛性寒性脓肿,按之有波动,少数患者可出现轻微疼痛。随着病灶继续发展,穿破皮肤,排出水样浑浊脓液,无臭,可伴有干酪样物质,如经久不愈,可形成溃疡、窦道。如合并非特异性感染时,可出现急性炎症症状。

4.CT 表现

(1)病变早期可只显示软组织增厚,后可形成软组织肿块,提示冷脓肿形成。淋巴道播散是其主要的感染方式,因此肿块常位于肋间及胸骨旁,其形态各异,常表现为梭形、圆形及椭圆形,内可伴钙化(图 2-4,图 2-5)。淋巴道播散形成的冷脓肿,边缘较光整,但也可侵及胸腔、周围骨质而边缘模糊;血行播散和直接侵犯形成的冷脓肿,软组织肿块常边缘模糊(图 2-6)。平扫 CT 可示肿块中心区为低密度液化区,周围为稍低于肌肉密度的软组织块影。增强 CT 见周围软组织密度可强化,中心区的液性密度不强化。这种表现有一定特征性,但亦见于真菌感染或肿瘤伴坏死改变。

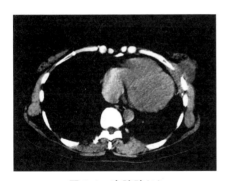

图 2-4　冷脓肿(1)

左侧胸壁包块影,与胸腔相通,局部的胸膜增厚

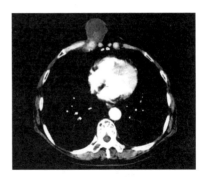

图 2-5　冷脓肿(2)

右侧胸壁包块影,密度不均,边缘光整

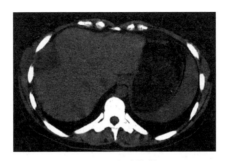

图 2-6　胸壁结核

右侧胸壁受结核直接侵犯,肿胀,肌间隙模糊

(2)胸壁结核通常可伴脓肿相邻的骨质呈溶骨性改变。病变部位一般在肋软骨处、肋骨或胸骨肋骨连接处。淋巴道播散形成的冷脓肿常为先出现肿块,后有骨质破坏;血行播散者先出现骨质破坏,后出现肿块;直接侵犯者,一般先出现肿块,后有骨质破坏,但亦可软组织肿块及骨质破坏同时出现。

(3)发现胸壁结核同时,应密切注意肺、胸膜及肺门纵隔淋巴结情况。胸壁结核患者肺内、胸膜病变常常较轻,常可表现为肺内趋于陈旧性的条索影、钙化等病变,胸膜上常只表现为胸膜增厚粘连,伴部分钙化。如为直接侵犯形成的胸壁结核,肺内、胸膜病灶较严重,并清晰可见与胸壁病灶相连。胸壁结核常合并淋巴结结核,因此肺门纵隔、腋窝、锁骨上窝、颈部等部位淋巴结肿大情况需密切关注。

(二)其他胸壁感染

胸壁其他感染形成的脓肿主要包括化脓性感染和真菌感染,CT 表现与胸壁结核类同,结合临床病史后一般可明确诊断。胸壁化脓性软组织脓肿多为胸部手术继发,原发性胸壁化脓性软组织脓肿有典型的红、肿、热、痛及全身中毒症状。胸壁真菌感染少见，主要为奴卡菌、放线菌等真菌性肺部感染后直接侵犯胸壁，临床上常有明显的免疫缺陷提示。

四、肿瘤

胸壁肿瘤包括原发性和继发性，其中以继发性多见，包括各类恶性肿瘤经血行、淋巴道转移至胸壁以及肺癌、乳癌、胸膜间皮瘤等胸部恶性肿瘤直接侵犯胸壁。胸壁肿瘤按组织成分不同又可分为软组织源性肿瘤和骨源性肿瘤。

(一)原发性软组织肿瘤

按组织不同可分为：①脂肪组织肿瘤；②纤维组织肿瘤；③肌肉组织肿瘤；④脉管组织肿瘤；⑤神经组织肿瘤；⑥其他肿瘤。

1.脂肪组织肿瘤

胸壁常见脂肪组织肿瘤主要为良性的脂肪瘤及恶性的脂肪肉瘤。

(1)脂肪瘤：一种由成熟脂肪细胞组成的良性肿瘤，是最常见的良性脂肪组织肿瘤，也是最常见的胸壁原发性软组织肿瘤。

病理：病理上，外观为扁圆形或分叶状，有包膜，质地柔软，切面色淡黄，似正常的脂肪组织。肿瘤大小不一，直径由数厘米至数十厘米不等，常为单发，亦可为多发。镜下结构与正常脂肪组织的主要区别在于有包膜。瘤组织分叶，大小、形态不规则，并可有不均等的纤维组织间隔存在。

临床表现：脂肪瘤可发生于任何年龄，但以中青年好发，男性居多。在胸壁常见的部位为前胸壁皮下组织，亦可发生于肌间内及胸膜外。脂肪瘤临床上生长缓慢，一般无明显症状，但也有引起局部疼痛者，肿块质地柔软，似面团状，深部脂肪瘤体积增大时，可压迫神经产生相应的症状。肿瘤很少恶变，手术易切除。

CT表现：胸壁脂肪瘤在CT上表现典型，多呈均匀的低密度影，CT值常在-50 Hu以下，部分肿瘤内可见少许线网状纤维分隔，少数肿瘤内可见钙化。发生于皮下的脂肪瘤由于相邻组织的关系，肿瘤常可见边界锐利清晰的薄层包膜，CT增强后包膜可有强化，肿瘤较大时可引起相邻骨质吸收。肿瘤形态上可因发生部位不同有所差异：发生于皮下者病灶较小时常呈圆形，肿瘤增大时因胸廓受限常呈扁圆形(图2-7)；发生于胸膜外者在CT横断面可呈上下肋骨间隙中的哑铃形、葫芦形的脂肪密度肿块，一部分在肋间肌下，另一部分突向胸腔，肋间隙可扩大，这一点与胸膜脂肪瘤有不同，胸膜脂肪瘤很少突向胸壁(图2-8)；发生于肌内的胸壁脂肪瘤形态各异，因胸壁的肌肉多为阔肌，其在CT横断面上多呈条梭形(图2-9)。

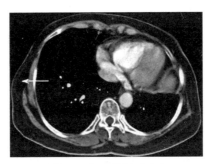

图 2-7　胸壁脂肪瘤(1)

右侧胸壁皮下内见扁圆形低密度影,密度均匀,边缘清晰,

外缘可见薄层包膜(箭头所指)

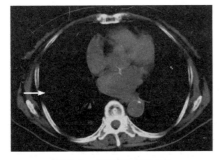

图 2-8　胸壁脂肪瘤(2)

右侧肋间肌内侧脂肪膨鼓,呈葫芦
状,部分病灶突入胸腔(箭头所指)

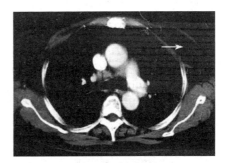

图 2-9　胸壁脂肪瘤(3)

左侧胸壁梭形低密度影,位于胸大肌
与胸小肌之间(箭头所指)

(2)脂肪肉瘤:一种由不同分化程度和异型性的脂肪细胞组成的恶性肿瘤,是最常见软组织肉瘤之一。

病理:肿瘤呈结节状或分叶状,境界清楚,可有假包膜,发生在胸壁的脂肪肉瘤体积常不大。肿瘤切面观因组织学类型不同有较大差异。分化良好的脂肪肉瘤可类似脂肪瘤;黏液脂肪肉瘤则呈黏液样或胶样;分化差的脂肪肉瘤可呈鱼肉样或脑髓样,常伴出血、坏死和囊性变。镜下脂肪肉瘤形态多种多样,最主要的是在肿瘤组织中有胞浆空泡的脂肪母细胞。

临床表现:脂肪肉瘤主要发生于成年人,发病高峰年龄在 40～60 岁之间,很少发生在儿童,男性稍多于女性。主要发生在大腿及腹膜后,位于胸壁的发生率较低。胸壁脂肪肉瘤临床表现主要为病灶压迫、浸润周围组织引起的疼痛、触痛或功能障碍。

CT 表现:胸壁脂肪肉瘤在 CT 典型表现为肿瘤内部密度显著不均匀,内可见低密度的脂肪密度组织和不规则的软组织密度影混合存在,如软组织成分较多时,CT上很难显示脂肪组织密度。肿瘤较大时,肿瘤内部出现出血、坏死或囊变时,软组织密度内可见液性坏死区。肿瘤包膜不清,边界毛糙模糊,相邻骨质可有侵犯破坏。增强CT扫描可见肿瘤内的软组织成分有强化。一般,脂肪肉瘤与脂肪瘤CT图像鉴别较容易,而且胸壁脂肪肉瘤肿瘤生长部位较深,很少发生在皮下,临床上肿瘤增大相对较快,但部分分化良好的脂肪肉瘤与脂肪瘤非常相似,需通过组织病理学检查确诊。

2.纤维组织肿瘤

纤维组织主要由细胞(成纤维细胞、脂肪细胞及未分化间充质细胞等)、纤维(胶原纤维、弹性纤维及网状纤维)和基质组成,它们在多种因素作用下,可发生多种增生性瘤样病变及肿瘤,根据细胞分化和成熟程度、肿瘤的生物学行为,可分为良性、纤维瘤病和恶性3类。良性病变主要包括纤维瘤、疤痕疙瘩及弹性纤维瘤等;恶性病变包括纤维肉瘤、黏液纤维肉瘤及炎症型纤维肉瘤等;纤维瘤病生物学特性介于良、恶性之间,其常呈浸润性生长,具有低度恶性,但极少转移。

胸壁纤维组织肿瘤主要来源于胸壁皮下组织、筋膜、肌腱和韧带等,发生在胸壁的纤维瘤病少见,以下简述较常见的几种肿瘤。

(1)纤维瘤和纤维肉瘤。

病理:纤维瘤镜下主要有分化成熟的成纤维细胞、纤维细胞及数量不等的胶原纤维构成。纤维肉瘤镜下可见有不同程度核分裂的瘤细胞及胶原纤维组成,肿瘤内瘤细胞和胶原纤维的比例决定其恶性程度,胶原纤维成分越少,肿瘤恶性程度越高。

临床表现:胸壁纤维瘤男女均可发病,可发生于成人和儿童,临床多表现为胸壁深部单个或多个圆形、椭圆形无痛结节或肿块,生长缓慢,如短期增大明显,应考虑恶变。纤维肉瘤多发生于四肢,发生于胸壁少见,其发生年龄多见于成年,男性多见,临床上早期生长缓慢,肿瘤较小呈结节状,一般无症状,后期肿瘤可迅速增大,可出现疼痛、皮肤溃疡等,肿瘤术后易复发,较少有转移。

CT表现:纤维瘤和纤维肉瘤CT平扫病灶密度均可与肌肉密度相同或稍高或稍低于肌肉密度(图2-10)。纤维瘤密度多均匀,少数不均匀,内少见坏死、钙化、囊变及出血,而纤维肉瘤密度多不均匀,内可见斑点样钙化、坏死、囊变及出血。纤维瘤边缘多光整,境界多较清,而纤维肉瘤边缘多不光整,境界模糊。增强CT纤维瘤可有轻度强化或不强化,而纤维肉瘤有不规则、不均匀强化(图2-11)。当肿瘤较大时,纤维瘤和纤维肉瘤均可引起周围组织受压、移位、变形及骨质破坏,但胸壁纤维肉瘤易侵犯胸腔、纵隔,CT上可伴随胸腔积液等征象,并且其骨质破坏呈浸润性,不同于纤维瘤的压迫性骨质吸收。

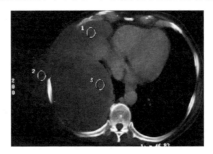

图 2-10 胸壁纤维肉瘤(1)

右侧胸壁巨大包块影,占据胸腔内外,CT平扫,其密度与肌肉相同

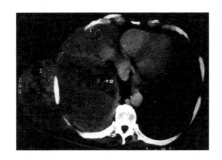

图 2-11 胸壁纤维肉瘤(2)

与图 2-10 为同一患者,增强扫描,密度不均,内有不规则坏死灶

CT上纤维肉瘤常随肿瘤增大,出现瘤内低密度区的机会也增高,但部分纤维肉瘤基质内含黏液样物质的特殊类型,如黏液纤维肉瘤、低度恶性纤维黏液样肉瘤,肿瘤一般密度不均,低于肌肉密度,肿瘤较小时内部便可出现低密度区(图 2-12)。

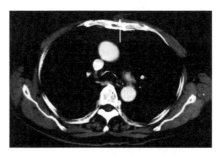

图 2-12 胸壁黏液型纤维肉瘤

胸骨前见一结节影,增强扫描密度不均,内可见低密度区

(2)弹性纤维瘤:弹性纤维瘤是一种富含大量弹性纤维的瘤样病变。绝大多数发生于 50 岁以上老年,而且女性占大多数。本病有特征性发生部位,为背部肩胛下区及侧胸壁,因此胸壁弹性纤维瘤不少见。胸壁弹性纤维瘤 CT 多表现为侧胸壁上肌肉密度肿块影,边缘不光整,境界不清,内可出现条状脂肪密度影。

(3)瘢痕疙瘩:瘢痕疙瘩是真皮和皮下的纤维组织增生性病变,常在皮损后出现,如注射、手术、接种及昆虫叮咬等,瘢痕体质者容易出现,但少数患者无明显损伤史,而胸壁瘢痕疙瘩常出现于胸部手术后,其 CT 表现为胸壁表浅部形态不规则的肌肉密度影或稍高于肌肉密度,边缘不清,境界模糊,常伴有胸部手术痕迹。

3.纤维组织细胞肿瘤

纤维组织细胞肿瘤是以成纤维细胞和组织细胞为基本细胞成分且可能起源于原始间叶细胞的一组软组织肿瘤,根据其细胞分化及生物学特性可分为良性、中间型及恶性 3 类,良性如纤维组织细胞瘤、网状组织细胞瘤及黄色瘤等,此类肿瘤细胞分化良好,手术切除后不复发也无转移;中间型如非典型纤维黄色瘤、巨细胞成纤维细胞瘤及丛状纤维组织细胞瘤等,它们具有局部浸润性,手术切除后易复发,但极少转移;恶性纤维组织细胞瘤恶性程度极高,手术切除后极易复发,转移常见。胸壁纤维组织细胞瘤 CT 表现类似于其他软组织肿瘤。以下简单阐述恶性纤维组织细胞瘤。

恶性纤维组织细胞瘤大体形态,肿瘤呈结节状或分叶状鱼肉样肿块,大小变异较大,胸壁恶性纤维组织细胞瘤一般不是很大。肿瘤境界较清,可有假包膜。镜下可见多形性和组织结构多样性特点的瘤细胞,主要包括成纤维细胞、组织细胞、巨细胞、黄色瘤细胞和炎症细胞,细胞形态复杂、奇异。

(1)病理:恶性纤维组织细胞瘤是中老年人最常见的多形性软组织肉瘤,其发病年龄大多数在 40 岁以上,男性多于女性,好发于四肢、躯干、腹膜后及头颈部。临床上主要表现为局部肿块,肿瘤一般生长较慢,有文献认为接触放射线史者可继发恶性纤维组织细胞肿瘤。恶性纤维组织细胞瘤属于高度恶性肿瘤,术后复发率可达 55%～80%,转移常见,最主要为血行转移,因此胸壁恶性纤维组织细胞瘤肺内转移率很高。

(2)临床表现:胸壁恶性纤维组织细胞瘤可发生于胸壁任何部位,肿瘤形态不规则,可呈分叶状,边缘不光整,境界模糊,密度常为肌肉密度或稍高于肌肉密度,内密度不均匀,可见钙化、坏死、囊变及出血。增强 CT 可见肿瘤不规则强化。由于胸壁骨性组织密集及组织厚度不大,肿瘤常常早期侵犯骨质、胸腔及纵隔(图 2-13),肿瘤可早期转移至肺内,因此观察胸部 CT 时应密切注意肺部改变。

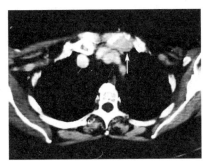

图 2-13　胸壁恶性纤维组织细胞瘤

左侧胸锁关节见一肿块影,侵犯胸骨(箭头所指)

4.神经组织肿瘤

胸壁神经组织肿瘤以良性的神经鞘瘤和神经纤维瘤及恶性神经鞘瘤和恶性神经纤维瘤为主,它们主要来源于肋间神经。另外,周围型神经纤维瘤病可出现胸壁多发软组织结节、肿块。

(1)神经鞘瘤、神经纤维瘤:神经鞘瘤由 Schwann 细胞发生,又称施万瘤,或称神经鞘膜瘤,其可发生于颅神经、脊神经及周围神经,颅内主要发生于听神经。神经纤维瘤由神经内衣、神经外衣及神经膜细胞组成,发生在颅内少见,主要发生在周围神经部位。胸壁神经鞘瘤和神经纤维瘤主要发生于胸壁周围神经中的肋间神经。神经鞘瘤和神经纤维瘤任何年龄均可发生,神经鞘瘤好发于 30～50 岁,神经纤维瘤好发于 20～30 岁,二者男性发病率均稍高于女性。胸壁神经鞘瘤和神经纤维瘤临床上多表现为胸壁上缓慢生长的无痛肿块,较表浅的肿瘤可见局部皮肤有少量色素沉着。

临床表现:胸壁神经鞘瘤和神经纤维瘤 CT 平扫均可表现为边缘光整、境界清晰的稍低于肌肉密度肿块,增强 CT 软组织密度均可强化(图 2-14)。神经鞘瘤易出现囊变、出血及坏死,因此常可表现为低密度肿块,肿瘤内可出现钙化;神经纤维瘤很少出现囊变、出血及坏死,一般不出现钙化,如肿瘤内出现低密度区,提示恶变可能。因胸壁神经鞘瘤和神经纤维瘤主要来源于肋间神经,CT 表现上肿瘤大多生长于肋间,相邻肋骨可见压迫性骨质吸收,随着肿瘤体积增大易突入胸腔(图 2-15,图 2-16),CT 上常与胸膜、肺内肿块较难鉴别。

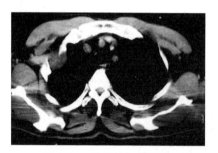

图 2-14　胸壁神经鞘膜瘤

右侧胸壁肋间隙见一结节影,密度均匀,边缘光整

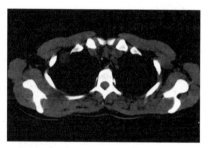

图 2-15　胸壁神经纤维瘤(1)

右侧胸壁肋间隙见一结节影,突入胸

腔,密度均匀,边缘光整

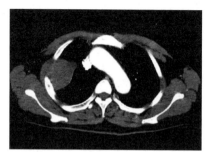

图 2-16　胸壁神经纤维瘤(2)

右侧胸壁包块影,突入胸腔,并有胸壁肌肉增厚

(2)恶性神经鞘瘤(malignant peripheral nerve sheath tumor,MPNST)、恶性神经纤维瘤病理上肿瘤界限不清,没有包膜,浸润生长,或呈多结节状,伴有出血、坏死和囊性变。组织学上如见神经鞘瘤结构,诊断为恶性神经鞘瘤,如见神经纤维瘤结构,则诊断为恶性神经纤维瘤。

病理:可以是原发或者是由神经鞘瘤、神经纤维瘤恶变而来,有学者认为神经鞘瘤恶变少见,而神经纤维瘤恶变可达 20% 以上,任何年龄都可发生。此类肿瘤大多是低度恶性的肿瘤,局部浸润和复发。少数病例恶性程度高,浸润明显,可见远处转移。

临床表现:胸壁恶性神经鞘瘤和恶性神经纤维瘤平扫 CT 可表现为胸壁单发或多发的等于或低于肌肉密度占位,境界大多较清,内可见坏死、囊变、出血及钙化,增强 CT 可见不规则强化。肿瘤可侵犯肋骨、胸腔,出现骨质破坏及胸腔积液等。

(3)神经纤维瘤病:神经纤维瘤病是一种人类常染色体显性遗传性疾病,30%~50% 的病例有家族史,其特征为皮肤色素沉着和多发性神经纤维瘤。1882 年,von Recklinghausen 从临床表现与病理特征方面进行了更全面的描述,故命名为 von Recklinghausen 病。根据肿瘤发生部位可分 3 型：①中枢型，常并发神经胶质瘤和脑膜瘤；②周围型，以皮肤多发神经纤维瘤最突出；③内脏型，较少见，为内脏及自主神经系统的肿瘤。

临床表现：本病是一种慢性进行性疾病，男性发病率约为女性 2 倍。在婴儿的早期患者除皮肤有咖啡牛奶斑外，其他症状很少；随着年龄增长症状逐渐增多，主要表现为皮肤色素斑和多发性神经纤维瘤，超过 20 岁的患者可恶变。临床上，牛奶咖啡斑为本病的一个重要体征，为有诊断意义的皮损之一；皮肤肿瘤，即发生于皮肤及皮下的多发性神经纤维瘤，在儿童期即可出现，到青春期后明显发展，好发于躯干、四肢及头部；50%的患者有神经系统的症状；骨、肾上腺、生殖系统及血管也可发生肿瘤而引起相应的症状，如骨质破坏、高血压等。

CT 表现：CT 平扫肿瘤可呈肌肉密度或低于肌肉密度、境界清晰的结节、肿块。增强 CT 肿瘤可轻度强化或不强化。该病可出现全身多发肿瘤，因此胸部 CT 发现胸壁肿瘤后，应行全身 CT 扫描，可发现其他部位肿瘤。如有恶变倾向时，肿瘤可侵犯肌群、骨质、胸腹膜及纵隔等，能发现多部位相应的改变（图 2-17～图 2-22）。

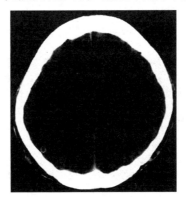

图 2-17　神经纤维瘤病(1)

头颅皮下多发小结节影

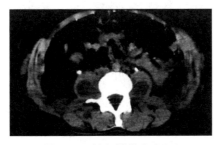

图 2-18　神经纤维瘤病(2)

与图 2-17 为同一患者，双侧腰大肌及双侧皮下多发结节影

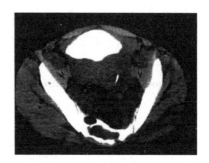

图 2-19　神经纤维瘤病(3)

与图 2-17 为同一患者,盆腔内多发包块,膀胱侵犯,骶骨骨质破坏,双侧皮下多发结节影

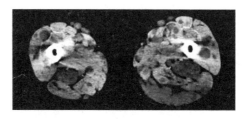

图 2-20　神经纤维瘤病(4)

与图 2-17 为同一患者,双侧大腿肌内多发不规则结节影

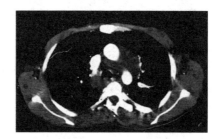

图 2-21　神经纤维瘤病(5)

与图 2-17 为同一患者,纵隔及双侧胸壁多发结节影

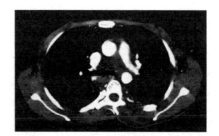

图 2-22　神经纤维瘤病(6)

与图 2-17 为同一患者,双侧胸壁多发结节、胸膜结节、纵隔结节影

5.脉管组织肿瘤

脉管组织包括血管和淋巴管,绝大多数脉管组织肿瘤起源于血管,以下简述起源血管及血管周围组织的胸壁软组织肿瘤。

(1)分类:胸壁起源于血管的肿瘤,临床类型常见有良性的毛细血管瘤和海绵状血管瘤,中间型的血管内皮瘤,恶性的血管肉瘤。胸壁起源于血管周围组织的肿瘤,临床类型主要包括良性血管外皮瘤和良性球瘤,恶性血管外皮瘤和恶性球瘤。

(2)临床表现:胸壁起源于血管的肿瘤,毛细血管瘤和海绵状血管瘤好发于婴幼儿,浅表的肿瘤肤色上可有不同程度表现,触之一般柔软;深部的肿瘤多呈胸壁上皮下结节,触之较软。血管内皮瘤好发于中青年,多表现为胸壁皮下单发或多发结节,手术切除后可复发,但不转移。胸壁血管肉瘤,主要为皮肤血管肉瘤及乳腺血管肉瘤,好发于老年人,一般质地较硬。

胸壁起源于血管周围组织的肿瘤:好发于成年人,一般处于胸壁深部,血管外皮瘤体积较大,而球瘤体积较小,生长缓慢或不生长,发生恶变时体积可明显增大,其中恶性血管外皮瘤恶性程度极高,早期可转移,而恶性球瘤恶性程度低,手术切除可治愈,一般不发生转移。

(3)CT表现:一般胸壁浅部血管瘤形态各异,深部胸壁血管瘤多呈圆形、类圆形或不规则形,平扫CT密度多低于肌肉密度,内可见钙化。典型血管瘤特征性表现为增强CT可见明显强化或瘤内、瘤周可见明显增粗的血管影,但部分实质性血管瘤,特别是起源于血管周围组织的肿瘤强化不一定明显(图2-23)。当病灶体积较大,边缘不光整,境界模糊,内呈实质性低密度,增强CT可见不规则强化(图2-24),病灶侵犯周围组织,应考虑恶性。

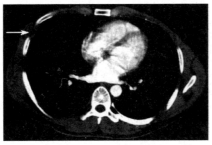

图2-23　胸壁血管瘤

右侧胸壁结节影,增强扫描无明显强化(箭头所指)

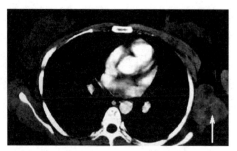

图 2-24 胸壁恶性血管外皮瘤

左侧腋窝肿块影,增强扫描密度不均匀(箭头所指)

6.肌肉组织肿瘤

胸壁肌肉组织肿瘤主要有以下两组:起源于皮肤竖毛肌的平滑肌源性肿瘤和起源于骨骼肌的横纹肌源性肿瘤,发生于胸壁不多见。

良性肿瘤 CT 上一般呈边缘光整、境界清晰的圆形、类圆形结节,平扫 CT 密度一般低于肌肉密度,增强 CT 可有轻度强化。恶性肿瘤 CT 上一般呈边缘不光整、境界模糊、形态不规则的肿块,平扫 CT 密度呈不规则低密度肿块,内可见钙化、坏死等,增强后可有不规则强化,并常可见侵犯周围组织及远处转移表现。

7.其他肿瘤

(1)原发性软组织恶性淋巴瘤:本病指原发于结缔组织、脂肪及骨骼肌内的恶性淋巴瘤,少见,多发生于老年人,好发于四肢及胸腹壁。发生于胸壁的原发性软组织恶性淋巴瘤 CT 表现无明显特征性(图 2-25),可侵犯胸腔及周围组织(图 2-26)。

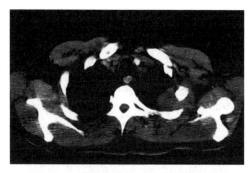

图 2-25 原发性软组织恶性淋巴瘤(1)

左侧胸壁结节影,边缘光整

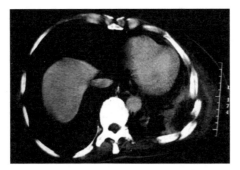

图 2-26 原发性软组织恶性淋巴瘤(2)

左侧胸壁包块影,密度不均,胸壁明显肿胀,并侵犯胸腔

(2)皮样囊肿:皮样囊肿好发于前下纵隔,胸壁皮样囊肿罕见,此收集1例胸壁皮样囊肿,以供参考,此例增强CT表现为前胸壁中线处突出于胸壁的皮下椭圆形软组织肿块,内密度均匀,稍低于肌肉密度,边缘光整,境界清晰(图2-27)。

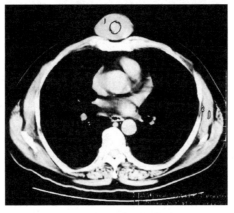

图 2-27 胸壁皮样囊肿

前胸壁圆形软组织密度影,密度均匀,边缘光整

(二)原发性骨源性肿瘤

胸壁骨性组织包括肋骨、胸骨及胸椎,一般胸椎归于脊椎部分讨论,在此只讨论肋骨和胸骨原发性肿瘤。胸壁骨性组织原发性肿瘤发生率远远低于转移性肿瘤,并且大部分发生于肋骨,而胸骨原发性肿瘤少见,但其大多数为恶性。以下简述几种胸壁原发性骨源性肿瘤。

1.骨软骨瘤

骨软骨瘤是最常见的良性骨肿瘤,又称外生骨疣,在胸壁常发生在肋骨上,常沿肋骨体的前后侧面或近前端出现特征性骨疣,带蒂的骨疣可深入胸腔或胸壁软组织,CT 对其定位及相邻组织的改变较 X 线平片有优势。

2.软骨瘤

软骨瘤根据发生部位可分为内生性、外生性和皮质旁三种类型,好发于四肢短骨,发生在肋骨和胸骨少见。

CT 上肿瘤常呈边缘锐利的分叶状骨性肿瘤,CT 对肿瘤内钙化提示较 X 线平片更加清晰,特别是内生性软骨瘤内的沙粒状钙化,外生性软骨瘤的特征性改变为软骨帽,CT 可更清晰提示恶变时的肿瘤内软组织成分增多及周围组织改变。

3.骨化性纤维瘤

骨化性纤维瘤的肿瘤结构如纤维瘤,内可有不同量的骨组织。青年人好发,为肋骨常见原发性骨肿瘤,常发生在肋骨前段。

CT 上肿瘤可呈肋骨膨胀性改变,皮质变薄,边缘可锐利,亦可模糊,内主要为低密度的软组织影,可伴条状、点状及网状致密影(图 2-28)。

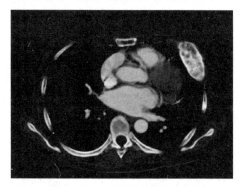

图 2-28　胸壁骨化性纤维瘤
左侧肋骨明显膨胀性改变,骨皮质变薄,内小斑状影

4.骨囊肿

骨囊肿多发生于四肢长骨,发生在短骨及扁骨少见,多发生于青少年,常伴病理性骨折。多为单房性,但也可为多房性。在胸壁上常发生于肋骨前端。

CT 上呈各种形状膨胀性改变,内可见液性密度区(图 2-29),多房者内见分隔的骨嵴(图 2-30)。

5.骨髓瘤

骨髓瘤可多发,亦可单发,好发于成年人,男性较女性多见,多累及扁平骨,因此胸壁骨髓瘤受累较多见。临床上常继发贫血、消瘦、骨痛及全身衰竭,半数病例尿液中可见本-周蛋白。CT 上可见胸骨、肋骨内多个囊性溶骨性破坏区,肿瘤较大时可突破骨皮质,产生病理性骨折。

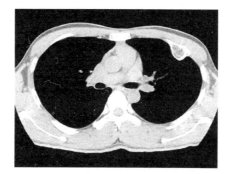

图 2-29　胸壁骨囊肿(1)

双侧肋骨前端膨胀性改变,内有液性密度影

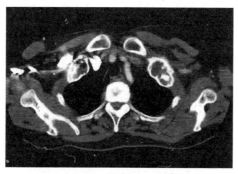

图 2-30　胸壁骨囊肿(2)

双侧肋骨前端膨胀,其内结构不规则

6.Ewing 肉瘤

Ewing 肉瘤为一种圆细胞骨瘤,发病高峰在 10～20 岁之间,男性比女性多见,肋骨、胸骨可被累及。临床类似急性骨髓炎、多发性骨髓瘤。CT 上主要呈溶骨性改变,在确定病变范围方面更有帮助。

7.骨肉瘤

骨肉瘤主要发生于青少年,男性居多,最多见于四肢长骨,发生在胸壁骨肉瘤罕见,CT 上表现为浸润性骨破坏,伴有软组织肿块,与其他胸壁恶性肿瘤鉴别难,CT 主要观察肿瘤范围、周围组织及胸部转移灶。

(三)继发性胸壁肿瘤

继发性胸壁肿瘤占胸壁肿瘤的大多数,包括软组织源性和骨源性,可有全身恶性肿瘤转移至胸壁,多见于肺癌、乳癌、甲状腺癌及前列腺癌,亦可由肺癌、乳癌、胸膜间皮瘤、纵隔恶性肿瘤及肝癌等直接侵犯胸壁。

继发性胸壁肿瘤 CT 表现多样,大多数与其他原发性肿瘤难以鉴别,需紧密结合临床病史,另需观察肿瘤范围、分布、周围组织及原发肿瘤等情况。继发性胸壁软组织源性肿瘤,如为远处转移,可呈单发或多发大小不等结节、肿块,可分布于胸壁各层,若肿瘤较大时可侵犯周围骨质,形成溶骨性骨破坏;如为相邻部位的恶性肿瘤直接侵犯,形成软组织肿块常同时发生相邻骨质破坏。继发性胸壁骨源性肿瘤,以肋骨最为多见,可单发亦可多发,呈溶骨性、成骨性及混合性(图 2-31),其中大多数为溶骨性和混合性,少数为成骨性如前列腺癌转移,转移瘤多伴软组织密度肿块(图 2-32,图 2-33),肿瘤较大时与继发性胸壁软组织源性肿瘤难以鉴别。

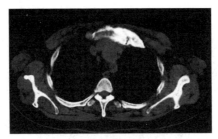

图 2-31　胸壁转移瘤(1)

胸骨及左侧肋软骨骨质增白,结构不规则

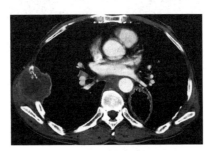

图 2-32　胸壁转移瘤(2)

胃癌术后右侧胸壁转移包块影,邻近肋骨骨质破坏

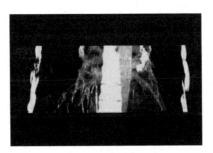

图 2-33　胸壁转移瘤(3)

与图 2-32 为同一患者,MIP 重建,右侧胸壁两个包块影,邻近肋骨骨质破坏

五、术后表现

肺、纵隔内脏器术后,CT可发现胸壁各组织不同程度改变。胸壁软组织可出现不同程度受损,但部分微创手术胸壁软组织受损不一定能发现,如胸腔镜下手术。骨组织受损,其中肺部手术常伴单个、多个肋骨体部缺损,手术相邻部位的部分肋骨可出现因手术引起的医源性骨折,纵隔各内脏手术常伴胸骨受损。肺部术后,常可见术侧胸廓畸形、缩小,部分可出现健侧胸廓因健肺代偿性气肿而扩大。在创伤较大的胸部手术,如胸改术、开窗术,以上改变更加明显,并可伴有其他表现,如胸改后胸壁上可见不同物质的填充物,开窗术后可见胸壁部分缺损,胸腔与外界相通。

六、皮下气肿

胸壁皮下气肿可为自发性,亦可为医源性。胸壁皮下气肿由各类气胸突破纵隔胸膜,或纵隔气肿破裂进入胸壁皮下引起,先累及颈面部,后为前上、侧胸壁、双侧腋窝,严重者可累及腹壁,CT表现为前上、侧胸壁皮下疏松组织内见弥漫的条状、线状及片状气影,一般为双侧对称。医源性及外伤性皮下气肿,为外伤、胸腔闭式引流术及肺穿刺术等致肺内气体进入胸壁皮下,皮下气肿一般较局限,CT上表现为局部皮下可见少许点状、条状气影。另外,高张性肺大疱误行胸腔闭式引流术或高压性气胸胸腔闭式引流不当,肺内高压的气体进入胸壁,皮下气肿范围可较大,甚至可表现如胸壁皮下气肿由各类气胸突破纵隔胸膜,或纵隔气肿破裂进入胸壁皮下引起的皮下气肿,但一般患侧较重。

七、CT在胸壁疾病诊断方面的优劣

CT对胸壁软组织的分辨率要远高于X线平片,通过测定病变的CT值可分辨气性、脂性、囊性、钙化及实质性等密度,另通过增强CT可提供病变血供情况,可初步对病变进行定性。与MRI比较CT对组织分辨率要差,除脂肪源性、血管性等少数表现典型的软组织病变有直接定性能力,对其他很多软组织肿瘤性质较难确定,需通过组织活检进行确诊,但对钙化的检出,CT优于MRI。

CT对胸壁骨性病变的诊断能力是MRI无法比拟的。CT较X线平片图像更加清晰,内部结构观察得更加细致。胸壁软组织肿瘤均可引起相邻骨质改变,而CT可分辨出大部分骨质改变为受压吸收还是侵犯、破坏。CT对胸骨、胸锁关节显示要明显优于X线平片。虽然目前螺旋CT可制作出各种三维图像,但这些三维骨性图像分辨率仍低于 X 线平片,对诸多骨肿瘤定性能力低于 X 线平片。

CT 横断面图像可清晰将胸壁各组织清晰分开,不产生组织重叠现象,对病变定位能力较 X 线平片有优势;MRI 可显示各方位图像,其对胸壁组织的定位能力较 CT 更有优势。另外,常规 CT 对肋骨扫描表现为分节性,还可因为容积效应出现各种伪影,不利于观察,只有通过对病变肋骨行倾斜角度扫描,才能使同一肋骨在同一平面显示。

CT 对胸壁软组织是否侵犯胸腔或肺内肿瘤是否侵犯胸壁,常仅凭胸膜外脂肪线改变情况来判断,而 MRI 对这方面较 CT 有优势。因胸壁疾病常和肺部疾病同时存在,而 MRI 对肺部成像有明显缺陷,因此 CT 对全面观察病变较 MRI 有优势。

综上所述,对胸壁疾病的影像学检查方法除 CT、X 线平片和 MRI 外,还包括 US 和放射性核素检查,它们各有优缺点,在胸壁疾病影像学诊断上应进行综合评估。

第二节　硅沉着病

硅沉着病是由于长期吸入游离二氧化硅粉尘所致的以肺部弥漫性纤维化为主的全身性疾病。是法定尘肺病中人数最多、危害最严重的。约占法定尘肺病发病总人数的 43%。

一、病因与接触机会

硅沉着病的病因是吸入游离二氧化硅,它是石英的主要成分,约 95% 的矿物和岩石都含有石英。因此,凡与矿物、岩石的开采、使用有关的行业都有可能接触游离二氧化硅。

(1)采矿业:金属矿石的开采,云母、氟石、硅质煤等的采掘。

(2)开山筑路:隧道和涵洞的钻孔、爆破等。

(3)建筑材料工业:石料的开采、轧石及石料的整理加工等。

(4)钢铁冶金业的矿石原料加工、准备、炼钢炉的修砌。

(5)机械制造业:铸造工艺中型砂准备、浇铸、铸件开箱、清砂整理、喷砂等。

（6）耐火材料业：原料准备、成型、焙烧等。

（7）制陶、瓷工业的原料准备、碾碎、加工磨细等。

（8）玻璃制造业原料的准备。

（9）石粉行业：石英加工、碾压、研磨、筛分、装袋、运输等。

（10）造船业：喷砂除锈。

（11）搪瓷业：原料制备和喷花、涂釉等。

二、分类

由于接触粉尘中的游离二氧化硅含量不同，其所引起的临床表现、疾病的发展和转归，甚至病理改变均有所不同。

（一）慢性或典型硅沉着病

粉尘中游离二氧化硅含量低于30％，接触工龄一般在20～45年。病变以硅结节为主，以肺上叶为多，可能与肺下叶对粉尘的清除较好有关。这种单纯硅沉着病的硅结节一般＜5 mm，对肺功能的损害也较少见或不严重。硅沉着病可形成进行性大块状纤维化，通常发生在两肺上部，是由于纤维结节融合所致。此种病变即使脱离粉尘接触之后也仍然会进展。

（二）快进型硅沉着病

粉尘中游离二氧化硅含量在40％～80％之间，接触工龄一般在5～15年发病，纤维化结节较大，X线片上可形成所谓"暴风雪"样改变，进行性大块状纤维化可发生在两肺中野，病变进展很快，肺功能损害常较严重。此型硅沉着病多见于石英磨粉工和石英喷砂工。

（三）急性硅沉着病

亦称硅性蛋白沉着症，是一种罕见的硅沉着病，发生在接触二氧化硅含量很高且浓度很高的粉尘作业工人中。此型硅沉着病首先由 Buechner 和 Ansari 在喷砂工中发现并报道。一般在接触1～3年发病，迅速进展并由于呼吸衰竭而死亡。其病理特征和非特异性肺泡蛋白沉着症所见相同，即肺泡由脂质蛋白物所填充。临床表现以呼吸困难、缺氧为明显，气体弥散功能严重受损。

三、病理

硅沉着病的基本病变是硅结节、弥漫性肺间质纤维化和硅沉着病团块的形成，硅结节是诊断硅沉着病的病理形态学依据。

尸检大体标本:肺呈灰黑色,体积增大,重量增加,质坚韧,胸膜增厚粘连;切面两肺分布有许多硅结节及间质纤维化,晚期可见单个或多个硅沉着病团块,质硬如橡胶;支气管-肺门淋巴结增大、变硬粘连。

硅结节外观:呈圆形灰黑色,质韧,直径 2～3 mm,多位于胸膜下、肺小叶及支气管、血管周围淋巴组织中。典型硅结节境界清楚,胶原纤维致密扭曲,呈同心圆排列,中心可见不完整的小血管,纤维间无细胞反应,出现透明性变,其周围肺泡被挤压变形,偏光显微镜检查硅结节中可见折光的矽尘颗粒。

弥漫性肺间质纤维化在典型硅沉着病中并不突出,而主要表现为胸膜下、肺小叶间隔、小血管及小支气管周围和邻近的肺泡间隔有广泛的纤维组织增生,呈小片状或网状结构。严重者肺组织破坏,代之以成片粗大的胶原纤维,其间仅残存少数腺样肺泡及小血管。

硅沉着病团块形成是硅沉着病发展的严重阶段,多位于两肺上叶、中叶内段和下叶背段。组织学上表现为硅结节的融合。团块可发生坏死、钙化,形成单纯的硅沉着病空洞,但较少见。也可并发结核形成硅沉着病结核空洞。

四、发病机制

各项研究学说很多,如表面活性学说、机械刺激学说、化学中毒学说、免疫学说等。但都各有偏颇,仍不十分清楚。目前以 Heppleston 提出的细胞毒学说是研究热点。该学说认为:肺巨噬细胞吞噬石英粉尘颗粒后,发生崩解、坏死,继而释放出一种能促进成纤维细胞增生和促进胶原形成的细胞因子,称为 H 因子。该因子种类很多,均属炎性介质。如有肿瘤坏死因子(TNF)、成纤维细胞生长因子(FGF)、表面细胞生长因子(EGF)、转化细胞生长因子(TGF$_\beta$)、拟胰岛素生长因子(IGF)、血小板生长因子(PDGF)、白三烯(LTB$_4$、LTG$_4$)、白介素(IL-1α、IL-6)、淋巴因子(CD$_4$、CD$_8$)等。其中以 IL-1 和 TNF 对肺损伤最突出,且有协同作用。

最近又有人提出氧自由基学说,认为石英粉尘可诱导氧自由基的产生,提示"粉尘-自由基-细胞因子"是矽尘毒性作用的连锁反应,是肺纤维化的启动点。

五、CT 表现

(一)圆形小阴影

圆形小阴影是硅沉着病的典型影像学表现。高千伏胸片常以 q、r 型为主;反之,则小阴影小、淡、稀疏,以 p 型为主。对前者,CT 表现为弥漫性分布的高密度小结节影,边缘清楚、锐利,其显示率与高千伏胸片相差不大。而对后者,高千伏胸片往往显示模糊,不易确定。CT有明显的显示优势。表现为:两肺野内弥漫性分布的粟粒样影,密度较淡而均匀。早期多以两中下肺野为主,随病变发展可逐渐布满全肺野。部分病例亦可先出现于两上肺野。密集度较低时小粟粒影常呈簇状分布。有时小阴影与血管断面区别有一定困难,鉴别要点:血管断面是由近而远逐级分支的,有时可见分叉,分布有一定规律,且边缘清晰锐利;而尘肺小阴影较淡而模糊,无分叉,稀疏时常呈簇状分布。高分辨CT显示更为清楚,与常规CT比较,尘肺小阴影的锐利度明显增加,但形态不一定呈圆形,也可呈星芒状。动态观察,随着硅沉着病病情进展,期别升高,肺气肿的加重,小阴影的密集度在下肺野逐渐稀疏,而上肺野逐渐密集,直至融合成为大阴影团块(图2-34)。

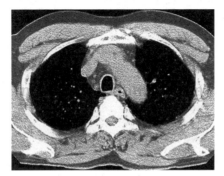

图 2-34　硅沉着病的圆形小阴影

双肺弥漫性高密度小结节影,边缘较模糊,密度较淡,无分叉

(二)不规则小阴影

其病理基础是肺间质纤维化。病变早期常以 s 型小阴影最早出现,高千伏胸片不易与紊乱的肺纹理鉴别,易发生误诊、漏诊。CT表现为肺小叶间隔增厚,HRCT显示明显优于常规CT,观察应以HRCT为主。表现为:①与胸膜垂直或接近垂直的短线形影,多位于肺野外围,为小叶间隔增厚所致;其边缘多有毛糙、粗细不均、呈不规则状、有的呈结节或串珠状(图2-35);②小叶内线影,起于胸膜下 1 cm 处呈分支状,但不与胸膜面接触,其形态基础是小叶内动脉及其伴行细支气管周围纤维组织增生。在肺外周出现多边形或分散紊乱的线状影,长短不一,在高分辨CT上显示更为清楚。随病变发展,不规则小阴影增多,可交织成网状,线状影也逐渐变粗,可牵拉周围肺组织,若病变位于叶间裂附近,可使之移位(图2-36)。

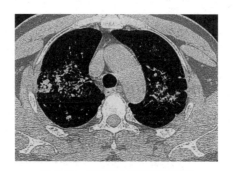

图 2-35   硅沉着病不规则阴影

双肺上叶多发不规则短条索状影,边缘毛糙,粗细不均,还有与胸膜垂直的短线

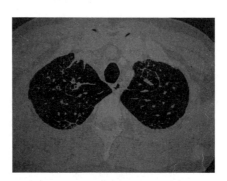

图 2-36   硅沉着病小叶内线

双肺上叶见散在圆形小阴影,还有不规则长短不一的短线

(三)大阴影和融合团块

应用 CT 检查大阴影和融合团块并非单纯为了提高其检出率,一般都有明确的鉴别诊断目的和意义,一般有以下几种:①判定是否符合Ⅲ期标准;②与肿瘤鉴别;③观察是否合并肺结核;④观察是否有空洞。CT 可准确测量病灶大小,因而可准确掌握Ⅲ期标准。典型的Ⅲ期硅沉着病融合团块多发生于两肺上叶后段或下叶背段,CT 表现为形态不规则的软组织密度团块,边界清楚,边缘常可见,周围可有较粗大的纤维条索影或粗毛刺,呈典型的"伪足征"改变。其周围常显示肺组织、支气管变形、牵拉移位、扭曲,甚至闭塞,且多伴有支气管扩张及瘢痕旁肺气肿;大阴影内可伴有或不伴钙化,一般双侧对称出现。少数可发生于中叶或单侧,形态呈类圆形,也可见相邻支气管阻断,酷似肺癌,须与肺癌鉴别。CT 增强扫描时,硅沉着病团块一般无强化,边缘有粗大毛刺,周围有瘢痕旁型肺气肿,其他肺野内可见尘肺小阴影背景。而肺癌肿块可见不规则强化,边缘可见分叶和细毛刺,且支气管有阻塞,常伴有阻塞性肺炎或阻塞性肺不张。硅沉着病

团块因缺血坏死可出现空洞,但空洞内壁无结节样凹凸不平,此点与肺癌空洞明显不同。CT对肺结核的渗出性病灶的显示远较高千伏胸片准确。硅沉着病团块边界较清楚,而肺结核的渗出性病灶边界模糊,容易区分(图2-37)。

(四)支气管扩张

硅沉着病患者因肺内弥漫性纤维化的牵拉而常发生支气管扩张,此种支气管扩张多呈柱状,CT表现为肺野内条状透光影,或大于同级血管的小环形透光影,呈"印戒征",常伴有支气管壁增厚,也可表现为支气管扭曲与并拢。有时可见支气管结石,呈不规则斑点状高密度影。支气管扩张和支气管结石可能都是硅沉着病患者略血的原因之一。

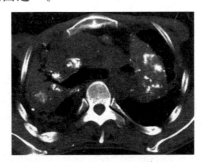

图2-37　硅沉着病融合团块

双肺上叶见融合团块影,内有多发不规则钙化

(五)淋巴结肿大及钙化

CT对纵隔、肺门淋巴结的观察远优于高千伏胸片。不论淋巴结钙化与否,均能显示,且能准确地分组。CT观察硅沉着病患者的淋巴结肿大不仅限于肺门,且见纵隔内也可有多组淋巴结肿大。关于硅沉着病患者肺门淋巴结钙化,X线胸片常以描述为"蛋壳样"钙化为最典型,但CT观察下的"蛋壳样"钙化并非真正的"蛋壳样",而是呈不规则小斑片或小斑点样钙化为多,也可见环形钙化(图2-38)。

(六)胸膜增厚及钙化

CT对胸膜增厚、粘连及其范围的显示十分敏感,硅沉着病患者胸膜增厚、粘连发生率很高,且范围很广。早期最先常发生于肺底部和肺尖部,高千伏胸片常不能发现,而CT,尤其是HRCT可清晰显示。晚期可发生弥漫性胸膜增厚、粘连(图2-39)。

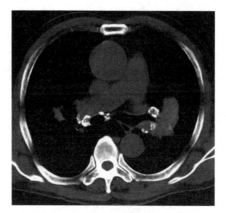

图 2-38 硅沉着病淋巴结钙化

双肺上叶融合团块,纵隔肺门淋巴结钙化,部分为环状钙化

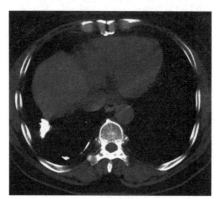

图 2-39 硅沉着病胸膜增厚

右下胸膜增厚伴钙化

(七)肺纹理

硅沉着病患者由于肺间质纤维化,可导致肺纹理的一系列改变,CT 主要表现为:①分布于肺外周部分的网状影,胸膜下 2 cm 范围内小血管 3 级以上分支明显增多;②胸膜下弧线影:为距胸膜1 cm 以内长度>10 mm 的与胸膜平行的线样影(图 2-40);③与胸膜相连或与胸膜垂直的胸膜下短线,后者是位于肺组织深部的不规则线影(图 2-41)。

(八)肺气肿

硅沉着病患者因肺间质纤维化而常发生肺气肿,CT 能显示肺气肿的各种类型:①小叶中心型肺气肿,其特点是在肺野内出现散在分布的小圆形、无壁的低密度阴影,另外还有多发不规则低密度影,其内无明显的肺纹理,可见有环状不规则边缘区,直径为2～10 mm;②全小叶型肺气肿,其特点是全小叶的破坏而形成的较大范围的低密度区,且大小和形态多不规则,病变区内血管纹理明显减少,形成弥漫性"简化"的肺结构;③瘢痕旁型肺气肿,见于邻接局部肺实质瘢痕处,多发于尘肺团块纤维灶旁(图2-42)。

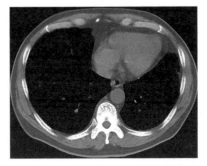

图 2-40　硅沉着病胸膜下线

双肺下叶靠近后胸膜处见弧形线样影

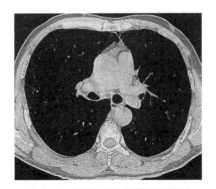

图 2-41　硅沉着病胸膜下短线影

右肺靠近胸膜处见散在与胸膜相连或垂直的短线影

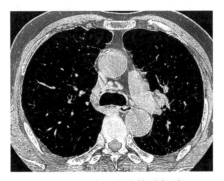

图 2-42　硅沉着病的肺气肿

六、鉴别诊断

(一)血行播散型肺结核

急性粟粒型肺结核,双肺粟粒状阴影常呈三均匀表现,分布均匀,密度均匀,大小均匀。肺尖常受累,结节可融合成片。

亚急性粟粒型肺结核,粟粒阴影大小不一,密度不一,分布不均。

上述两者均有典型的结核中毒症状,有时可见胸腔积液。痰涂片可查到抗酸杆菌,PPD试验阳性。且无粉尘职业接触史。与硅沉着病鉴别当无困难。

(二)特发性肺纤维化

病因不明,是一种肺泡壁的弥漫性机化性炎症,CT表现为毛玻璃样影和弥漫性小叶间隔增厚,病变以两中下肺野为重,尤其是高分辨CT上的毛玻璃影与硅沉着病可资鉴别。

(三)结节病

结节病是一种原因未明的多系统非干酪肉芽肿性疾病,最常累及肺。CT表现为肺门及纵隔淋巴结肿大,伴或不伴肺内纤维化。其特点是肺内病灶形态大小不一,活动期可见毛玻璃影,HRCT显示更为清楚,经治疗后病灶变化快。纵隔、肺门淋巴结肿大较硅沉着病明显,但一般无钙化。

(四)肺含铁血黄素沉着症

肺含铁血黄素沉着症是由于长期反复肺毛细血管扩张、淤血和破裂出血,含铁血黄素沉着于肺组织所引起的异物反应,患者常有风心病史,鉴别较容易。而特发性肺含铁血黄素沉着症则十分少见,应密切结合职业史。

(五)肺泡微石症

表现为两肺弥漫性分布的钙质细粒,自上而下逐渐增多,以下后部最密,其密度较硅沉着病高,可多年无变化。常伴胸膜和心包膜的钙化。本病与家族遗传有关。

(六)肺癌

硅沉着病团块常为双侧对称性,多发生于上肺野,形态不规则,边缘有粗大毛刺,肿块周围可见瘢痕旁型肺气肿,双侧肺野内可见尘肺小阴影的背景,增强后硅沉着病团块一般无强化,纵隔、肺门淋巴结多普遍肿大,常伴有钙化,但无淋巴结融合坏死。肺癌多为单侧,即使为罕见的双侧肺癌,也无对称性,形态多为分叶状类圆形,边缘为细毛刺,周围常有阻塞性肺炎或肺不张,增强后有不规则强化,纵隔、肺门淋巴结为不对称肿大,可融合成团并出现坏死。

第三节　肺　　癌

一、发病率

肺癌是严重威胁人类健康和生命的恶性肿瘤,也是世界上发病最多的恶性肿瘤之一。

自1990年以来,全世界肺癌病例以20%的速度递增(男性为17%,女性为27%)。肺癌发病的趋势和地区内吸烟人数的趋势密切相关,美国和北欧、西欧男性吸烟人数已经从高峰下降,其男性肺癌发病也呈减缓趋势;发达国家女性因吸烟导致肺癌发病率和死亡率增高,而发展中国家因为女性吸烟稀少,故发病率低。受环境污染和国人吸烟人群庞大等肺癌危险因素和人口增长与老龄化的双重因素的影响,中国肺癌发病率显著增加,成为中国最常见、增幅最大的恶性肿瘤之一。

导致肺癌发生有两大危险因素——吸烟和空气污染。75%～90%肺癌和吸烟相关。烟叶中含有多种致癌物。吸烟与肺鳞状细胞癌(简称鳞癌)、小细胞癌的相关性比与肺腺癌的相关性更强,而暴露在香烟环境中,即吸二手烟者承担的肺癌患病风险也和低剂量吸烟者相当。空气污染是导致肺癌的第二个危险因素,空气污染主要存在于室内,由建筑物内部逐渐释放而出,包括一些放射性物质。室内空气污染作为肺癌危险因素和吸烟具有协同作用。

二、病理学分类

按照组织解剖学对肺癌分类,能更方便临床诊断和治疗的需要。

(一)按解剖部位分

1.中央型肺癌

发生于肺段和肺段以上支气管的肺癌,约占所有肺癌的3/4,以鳞癌和小细胞癌多见。

2.周围型肺癌

发生在段支气管以下的肺癌,约占肺癌的1/4,以腺癌多见。

3. 弥漫型肺癌

癌组织沿肺泡管、肺泡弥漫浸润生长,累及部分肺叶或在肺内呈散在分布的多发结节。

(二)按组织学分

肺癌组织学分类有两大类:小细胞肺癌(small cell lung cancer,SCLC)和非小细胞肺癌(non small cell lung cancer,NSCLC),后者包括鳞癌、腺癌、大细胞癌和鳞腺癌。

1. 非小细胞肺癌

非小细胞肺癌占肺癌总数的75%左右,各型细胞分期、治疗相似,但是组织类型和临床表现各有差异。

(1)鳞癌:是最常见的肺癌,占整个肺癌的30%,好发于50岁以上的男性,一般有吸烟史,血行转移发生晚,因而手术切除效果好,约占肺癌手术切除病例的60%。多数起源于段和亚段支气管黏膜,形成肿块,堵塞管腔。肿块中央易发生坏死,空洞多见。多数鳞癌为中等分化或低分化。

(2)腺癌:是第二常见肺癌,占整个肺癌的25%,女性多于男性,早期就可以侵犯血管和淋巴管,引起远处转移,累及胸膜。腺癌主要起源于小支气管的黏液腺体,因此,3/4以上的腺癌发生于肺的周边,生长速度比较缓慢,约50%为孤立性肺结节,空洞少见。

在诊断上,肺腺癌常常需要与来自其他脏器(如肠道、乳腺、甲状腺和肾脏)的转移性腺癌相鉴别。肺腺癌也常发生于原先肺有损伤的区域,即所谓的瘢痕癌。

(3)大细胞癌:是一种高度恶性的上皮肿瘤,多位于肺的周边实质,占整个肺癌的15%。大细胞癌中有10%左右鳞状分化,80%左右腺样分化,而与鳞癌和腺癌难以区分。

(4)腺鳞癌:明确的腺癌和鳞癌结构混杂或分别存在于同一肿块内。

2. 小细胞肺癌

常见于较为年轻的男性,是肺癌中恶性程度最高者。肿瘤早期就发生血行和淋巴转移,肿瘤浸润性强,生长速度快,多数位于大的支气管,表现为中央型肺癌,在支气管黏膜下层呈浸润性生长,引起管腔狭窄。小细胞肺癌对放化疗敏感。

三、临床表现

除定期查体发现的肺癌者外,大多数肺癌患者在就诊时已经出现临床表现。

其临床表现有肺癌原发肿瘤引起的刺激性咳嗽、持续性咳嗽、肺不张、咯血、胸闷、气促等；肿瘤在胸内蔓延可导致的胸痛、呼吸困难、声音嘶哑、上腔静脉阻塞、心包积液、胸腔积液等；肺癌远处转移导致的相应表现，以及非转移性肺外表现（包括内分泌异常、神经肌病、脑病、皮肤病变和全身性症状等）。

四、分期

肺癌的分期和患者的治疗方案选择、预后密切相关。无论临床诊断还是影像学诊断，都必须把分期诊断涵盖其中，才是完整的诊断。目前普遍采用的是国际抗癌联盟（UICC）公布的肺癌国际分期标准。肺癌国际分期标准主要适用于非小细胞肺癌。小细胞肺癌由于通常不以手术作为首选，较多采用放疗，因此，以癌症是否局限于一个放疗照射野，分为局限期和广泛期。

五、治疗和预后

肺癌的治疗方法和其他实体肿瘤一样，包括手术治疗、放疗、化疗，近年来还有生物靶点治疗。

（1）非小细胞肺癌的治疗。①外科治疗：对肺癌根治治疗，目前主要采用手术为主的综合治疗。对 T_1N_0、T_2N_0 肺癌采用外科根治术，5 年生存期可达到 $75\%\sim80\%$；对 T_1N_1 和 T_2N_1 期采用根治性切除并纵隔淋巴结清扫，5 年生存率为 $15\%\sim20\%$；T_3N_0 期肺癌的 5 年生存率为 $30\%\sim50\%$；如果术前已经明确是 N_2 期或 N_3 期患者，不主张手术。②对于不能外科治疗的患者行化疗、放疗、分子靶向治疗等；对于局部广泛期肺癌患者，放化疗联合已经成为规范治疗方案。

（2）小细胞肺癌是一种恶性程度较高的肿瘤，绝大多数患者于确诊时已伴有淋巴结或远处转移，且无手术治疗的指征。不利的预后因素包括广泛期疾病、乳酸脱氢酶（LDH）值升高、不良的行为状态评分、体重下降与男性性别。局限期小细胞肺癌的治疗应采用化疗联合同期胸部放射的治疗方案；广泛期疾病以全身化疗为主；即便对于老年或行为状态评分较差的患者，联合化疗仍值得推荐；治疗后肿瘤达完全缓解者应接受预防性全颅放疗，以降低颅脑转移率。

六、原发性肺癌CT表现

按原发性支气管肺癌的CT表现可分为周围型肺癌（起自肺门以远的支气管肺癌）和位于中央支气管树的中央型肺癌（起自与肺门密切相关的支气管）两种。

(一)周围型肺癌

约 40% 支气管肺癌起源于段以后的支气管,其大小各异,但如<1 cm 时,胸片上不易发现,而 CT 因其分辨率较高,可检出较小的病灶,并可准确评价其大小和形态。

1.大小、形态和边缘

除了某些肺泡细胞癌或发生于间质纤维化区的周围性肺癌外,一般都表现为圆形或卵圆形,是影像学上成人孤立性肺结节诊断中的难题之一。在>20 mm 的孤立性肺结节中,恶性肿瘤的患病率达到 80%～85%;如<5 mm 则恶性肿瘤的机会<1%;6～10 mm 的结节 24% 为恶性结节;而 11～20 mm 的结节,33% 为恶性结节。由于肿瘤各部分的生长速度不一,可出现分叶状边缘,在生长较慢处呈脐样切迹或凹陷,曾有人把无钙化的孤立性肺结节的边缘形态在 CT 上分为 4 类:1 型为边缘锐利、光滑;2 型为中度光滑伴有一些分叶状;3 型为不规则起伏或轻度毛刺状;4 型为明显的不规则和毛刺状。在 66 个 1 型边缘的结节中,78.8%(52 个)为良性结节;350 个 2 型边缘者中 57.7%(202 个)也为良性结节;而 218 个 3 及 4 型边缘者,有 193 个(88.5%)为恶性结节。也有人以分叶部分的弧度为准,把分叶状边缘分为浅分叶和深分叶两种,凡弦距/弦长>2/5 为深分叶,后者在肺癌诊断中有重要意义,但分叶状边缘在 25% 良性结节中也可见到,尤其是在错构瘤中。

CT 上的结节-肺界面对良、恶性的区别也有帮助。88%～94% 的原发性肺癌可见到毛刺状边缘,表现为自结节向周围放射的无分支的细短线影,近结节端略粗,以在 HRCT 上所见最好。病理上,为结节中的促结缔组织增生反应引起向周围肺野内放射的纤维性线条。在恶性结节中它也可以是肿瘤直接向邻近支气管血管鞘内浸润或局部淋巴管扩张的结果,但它在 HRCT 上难以和由纤维性反应引起的毛刺区别,毛刺状边缘无完全的特异性,因为在慢性肺炎或肉芽肿中有时也能见到(图 2-43)。

2.密度

在 Zuirewich 等报道的 68 例恶性结节中,80% 呈不均匀密度,CT 上表现为钙化、磨玻璃影、小泡样低密度区、空气支气管征、明显的空洞或无空洞的肿瘤坏死。

(1)钙化:在病理上,肺癌内可见钙化,钙化可由于肿瘤坏死区的营养不良或肿瘤本身的原因而致,后者可见于黏液性腺癌。但除了在肺标本上,肺癌中的钙化很少能在胸片上检出,而薄层 CT 在钙化的检出上较标准胸片敏感。据报告胸片在恶性结节中钙化的检出率仅 $0.6\%\sim1.3\%$，但在 CT 上其钙化检出率可达 $7\%\sim13.4\%$，几乎为胸片的 10 倍。$6\%\sim10\%$ 的肺癌在 CT 上可仅用肉眼即见到其内部的钙化，在有疑问者中则可用测量结节或肿块内的衰减值，以确定其有无钙化，许多学者采用区分钙化和非钙化的衰减值为 200 Hu。

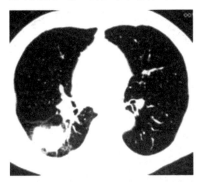

图 2-43　肺癌患者的横断面 CT 图(1)

患者男性，67 岁，右下叶腺癌。肿瘤边缘呈分叶状，有细毛刺，为 4 型边缘

肺癌中的钙化多数表现为结节或肿块内偏心性的针尖状或云雾状钙化。不常出现大块钙化区，钙化仅占据结节的一小部分，常在 10% 体积以下(图 2-44)，非小细胞肺癌或小细胞肺癌都可发生钙化，钙化与细胞类型也无关，虽然小的周围型肺癌可发生针尖状钙化，但大多数发生钙化的肺癌直径都 >5 cm。

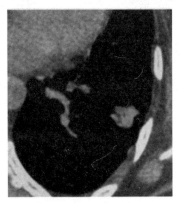

图 2-44　肺癌患者的横断面 CT 图(2)

患者男性，56 岁，鳞腺癌。CT 纵隔窗，肿瘤内可见
支气管充气征、空泡征及 $<10\%$ 面积的钙化

(2)磨玻璃影成分：虽然大部分非钙化的周围型肺癌是实心的，即肿瘤表现为软组织密度，但有些可出现全部或局灶性磨玻璃影密度，前者称为非实心结

节,后者为部分实心结节。在一项 233 例孤立性肺结节的研究中,19％结节内有磨玻璃影成分,其中 34％为恶性结节,而实心结节中仅 7％为恶性结节。部分实心结节中的恶性率为 63％,非实心结节中的恶性率为 18％,＞1 cm 的部分实心结节中的恶性率很高。1996 年 Jang 正式报道 4 例有磨玻璃影的肺泡细胞癌,在病理上磨玻璃影处为非黏蛋白性肺泡细胞癌,而在实心处为黏蛋白性肺泡细胞癌。其中 2 例 PET 阴性,可能与肺泡细胞癌中有新陈代谢活力的肿瘤细胞较少有关。此种磨玻璃影中多伴支气管充气征,据此可和其他呈磨玻璃影病变区别。在肺泡细胞癌中磨玻璃影范围愈大则生长愈慢、预后愈好。Kim 报道了有磨玻璃影的 132 例肺泡细胞癌和 92 例腺癌,肺泡细胞癌的磨玻璃影范围比腺癌大(29％：8％),无淋巴结或远处转移者的磨玻璃影范围大,提示磨玻璃影范围越大预后越好(图 2-45)。

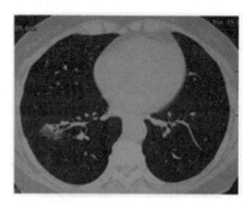

图 2-45　肺癌患者的横断面 CT 图(3)

患者女性,70 岁,右下叶结节。边缘有分叶,80％为磨玻
璃影组成,并牵拉斜裂,手术病理为细支气管肺泡癌

(3)空泡征:空泡征表现为结节内 1～2 mm 的点状低密度透亮影(图 2-44)。病理上,小泡样低密度区在有些病例中为小的未闭合的含气支气管,在细支气管肺泡癌中也可为伴有乳头状肿瘤结构的小含气囊样间隙。小泡样低密度区可见于 50％的细支气管肺泡癌病例中,较其他恶性病变多见,也可偶见于良性结节中。

(4)空气支气管征:当在 CT 上见到一支气管直接进入结节或在结节内包含有支气管时称为支气管征或支气管充气征(图 2-44),表现为上、下层连续的长条状或分支状小透亮影。Kuriyama 曾对良、恶性结节各 20 个的 HRCT 表现作了这方面的观察,结果发现 65％的恶性结节内均可见通畅的支气管或细支气管,管径正常或稍扩张；而良性结节中仅1例(5％)有支气管征。但局限性机化性肺炎可能是一个例外，因为其中50％的病灶可见支气管征。在恶性结节中，则以腺癌出现支气管征的病例为多。

(5)空洞：指在结节内有较大而无管状形态的低密度透亮影，在CT图像上应＞5 mm或相应支气管的2倍，而且与上、下层面支气管不相连的圆形或类圆形低密度透亮影(图2-46、图2-47)；病理上为结节内坏死液化并已排出；肿瘤性空洞多为厚壁空洞，壁不规则，可有壁结节；壁厚≤4 mm者倾向于良性，≥15 mm者倾向于恶性。在HRCT上见到有明显的空洞的结节或肿块者，几乎都是恶性的，其中腺癌要较鳞癌为多。

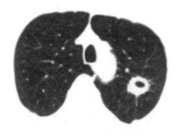

图2-46 肺癌患者的横断面CT图(4)

患者男，66岁，左上叶鳞癌。边缘呈分叶状，有较长的毛刺，内有空洞，本例还有弥漫性肺小叶型肺气肿

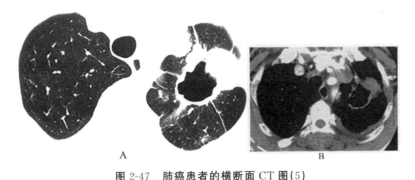

A

B

图2-47 肺癌患者的横断面CT图(5)

患者男，65岁，左上叶鳞癌。A.(肺窗)示肿瘤呈不规则分叶状肿块，内有空洞，洞壁较厚，内壁不规则；B.(纵隔窗)更清楚显示空洞壁

3.结节和胸膜的关系

位于肺周围的孤立性肺结节和邻近的胸膜之间可见所谓"胸膜尾征"，它表现为从结节外缘走向胸膜的三角形或放射状线条影，也称"兔耳征"或胸膜皱缩。在病理上，是结节的一种促结缔组织反应而形成的结缔组织带牵扯胸膜向内

（图 2-48）；"胸膜尾征"最常见于恶性结节中。在 Zwirewich 的85 个恶性结节中，58%（49 个）可见，而 Kuriyama 的 18 例周围型小肺癌中 78%（14 例）可见。它们绝大多数见于腺癌和细支气管肺泡癌（63.3%～78.6%）中，少数见于鳞癌和类癌中，但从未见于转移瘤中。要注意 27% 的良性结节也可见到"胸膜尾征"，特别是结核和机化性炎症，这说明在 HRCT 上见到的该种征象对恶性结节来说并不是特异性的；如仅见局部胸膜增厚、粘连，也有结节和胸膜间的条状连接，但无胸膜皱缩是为胸膜反应，可为炎症纤维化或肺肿瘤对胸膜的侵犯。

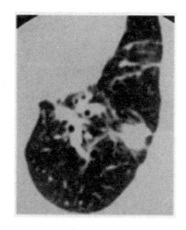

图 2-48　肺癌患者的横断面 CT 图(6)

肺窗图像，结节外缘和胸膜之间可见胸膜尾征，还有血管向肿瘤集中征

4.生长速度

大多数肺癌的体积倍增（或直径增加 26%）的时间为 1～18 个月，其中细支气管肺泡癌、黏液表皮样癌和囊腺癌生长较慢。在一项研究中，未分化癌的平均倍增时间为 4.1 个月，鳞癌为 4.2 个月，腺癌为 7.3 个月。

5.增强扫描

对无钙化的肺内孤立性结节的增强扫描研究中，注意到注射对比剂前后结节 CT 衰减值和密度形态学上的改变对鉴别结节的良、恶性上有重要价值。

（1）增强后 CT 衰减值的改变：Swensen 等曾报告对 163 例肺内孤立性结节的测量结果，111 例恶性结节注射对比剂前后 CT 衰减值均较平扫时增加 20～108 Hu，中位数为 40 Hu，

而43 例肉芽肿和 9 例良性病变仅增加 4～58 Hu，中位数为 12 Hu。Yamashita等报告对32 例孤立性肺结节的增强结果，平扫时恶性结节和结核球的 CT 值均在 18～20 Hu，无明显区别，而错构瘤仅在 1 Hu 左右。注射对比剂

后恶性结节 CT 值增加 25～56 Hu,平均 40±10 Hu,而结核球 CT 值增加低于 12 Hu,平均 3±6 Hu。4 例错构瘤中 3 例仅平均增加2±4 Hu,但另1 例却增加 71 Hu,后者根据其 CT 值不能与癌区别。恶性结节注射对比剂后 CT 值逐渐升高,根据时间-衰减曲线大部分在注射后 2 分钟达到峰值。也有报告 61% 在注射后5 分钟达到峰值者,若以注射对比剂后 CT 值增强≥20 Hu 为诊断恶性结节的阈值,其灵敏度为 100%,特异性为 76.9%,阳性预期值为 90.2%,阴性预期值为 100%,正确性为 92.6%,这种阈值在肉芽肿疾病发生率较高的地区中更有价值。但在 Swensen 的资料中,也有 9%(15 例)的结节(6 例恶性,9 例良性)增强在 20±5 Hu 范围内;因此,增强在 20 Hu 左右的病例其诊断可靠性减少,故他们认为若增强在 16～24 Hu 时仍应视为不定性结节。若≥25 Hu 时则可诊断为恶性结节,此时应进一步做包括经皮针吸活检,经支气管镜活检,直至开胸探查等有创性检查。若增加仅≤15 Hu 则可在临床密切观察下作定期 X 线复查。

从增强后的时间-密度曲线研究中可知:恶性结节的曲线上升速率较快,达到峰值后曲线维持在较高值;炎性结节的曲线上升更快,峰值更高,但达峰值后下降较快;良性结节的曲线低平或无升高。目前,多数学者认为增强≤20 Hu 者高度提示良性,20～60 Hu 提示恶性,>60 Hu 以炎症结节可能大。

(2)增强后的密度形态学改变。根据注射后肉眼观察到的密度改变,Yamashita 等把孤立性肺结节分为 4 型:中央增强型,增强位于占结节 60% 的中央部;周围增强型;完全增强型,结节的周围及中央部均见增强;包囊增强型,仅周围部的最外围增强,此型结节常在注射后早期表现无增强,而在延迟扫描中出现包囊增强。完全增强型多提示为肺癌;周围增强型和包囊增强型见于结核球及大的错构瘤,该两型在 CT 值的测量中常呈无或仅轻度增强,因为测量时多取结节中央部之故。肺癌有大面积坏死时也可呈周围增强型,此时其 CT 值增强可<20 Hu。因此,直径>3 cm 的结节作增强扫描时可出现不规则增强的形态学表现(图 2-49)。

(二)中央型肺癌

中央型肺癌最常见的 CT 表现为病变侧伴支气管管腔变窄或阻塞的肺门部软组织肿块和肿块远侧的肺不张和实变。

1.肺门部肿块

肺门部肿块是中央型肺癌的直接征象,肿块可来自肿瘤本身、因转移而肿大的肺门淋巴结和肿瘤周围的实变或炎症。肿块的边缘不规则,与纵隔之间分界不清,如肺门部肿块的边缘分叶状越明显,则越可能有肿大的淋巴结。肿块的密度一般较均匀,呈软组织密度(图 2-50)。

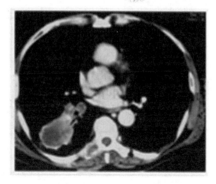

图 2-49　肺癌患者的横断面增强 CT 图(1)

患者男,62 岁,右下叶鳞癌。增强 CT 见肿瘤呈周围强化

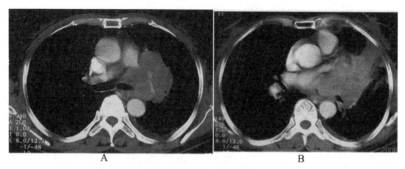

图 2-50　肺癌患者的横断面增强 CT 图(2)

患者女,55 岁,左中央型鳞癌。增强 CT 纵隔窗可见左肺门边缘不规则肿块,左上叶支气管消失不见,肿瘤包围并闭塞左主肺动脉,并侵入纵隔内,还可见左侧少量胸腔积液。从 A 图向下一个层面,B 图可见肿瘤合并左舌叶肺不张

　　早期病例在肿块内或其内侧的支气管管壁内缘呈不规则的高低不平,以后管壁增厚,发生不同程度的管腔狭窄,但导致管腔完全阻塞者不多。此时,多可见管壁周围有肿块形成。

　　中央型肺癌可直接侵犯纵隔胸膜及各种纵隔器官和组织,如心脏、大血管、气管、食管和脊柱。如仅见到上述器官的轮廓线中断,只能假定上述器官有侵犯,而仅有的较可靠的纵隔侵犯的诊断征象是由于肿瘤蔓延而致的纵隔脂肪线的消失。胸膜或心包积液并不是胸膜浸润的可靠征象,而完整的纵隔边缘也不足以除外早期的肿瘤浸润。CT 和手术对比的结果显示,在 CT 上肿瘤和纵隔面的接触未超过 3 cm 时常仍可切除,但这常需用薄层 CT 来证实。

　　2.肿块远侧的肺不张和实变

　　支气管狭窄、闭塞后将发生一系列继发性改变,如阻塞性肺气肿、阻塞性肺

炎、阻塞性肺不张和支气管扩张等,它们并无特征性,是中央型肺癌的间接表现。

大支气管阻塞可导致肺不张和支气管和/或肺内分泌物的潴留;由于鳞状细胞癌较常见,并且起源于中央气道者也较多,因此是最容易发生肺不张和实变的肺癌类型。由于存在侧支通气这种阻塞后的改变可以是完全的或不完全的,它们都在 CT 上形成致密影,呈斑片状或均匀性密度增高,常伴有肺容积缩小(图 2-50)。虽然支气管充气征在胸片上不易见到,但在 CT 上的检出比胸片多,特别在治疗后,肿瘤有缩小时。在肿瘤远侧的气道可因黏液潴留而扩张,CT 上表现为致密的不张区内出现分支状、结节状的低密度结构,为支气管充液征,在增强扫描后更明显。

当中央型肺癌合并阻塞性肺不张或实变时,要明确肿瘤的大小有困难,在 CT 平扫时,肿瘤和非肿瘤的肺不张或实变的密度相似,要区别两者是困难的,而在初次诊断时了解肿瘤的位置和大小对肿瘤的处理又是很重要的。快速系列增强扫描有帮助,但要注意扫描的速度和时间,在肺动脉期扫描时肿瘤的强化程度小,而远端的肺不张则呈明显的均匀强化,从而可区分两者。

(三)肺门纵隔淋巴结转移

无论是中央性或周围性肺癌在发展过程中会发生肺门或/和纵隔淋巴结转移而致的淋巴结肿大。在初次诊断肺癌时,常已有肺门或纵隔淋巴结转移,特别在腺癌和小细胞癌中。肿瘤直径>3 cm(T_2)时淋巴结转移的发生率要比较小的肿瘤为多,原发肿瘤的位置愈靠中央淋巴结受侵的机会也愈多。淋巴结的转移常有一定的顺序,首先到同侧的段、叶间或叶淋巴结(N_1),以后到达同侧纵隔淋巴结(N_2);但 33%病例可见跳跃地转移到纵隔淋巴结,而无肺门淋巴结转移,跳跃转移到对侧纵隔淋巴结(N_3)者也不少见。

当肺癌尚局限于胸部时,有无纵隔淋巴结转移是决定大部分患者最后结果的最重要的指征。如对侧纵隔淋巴结被累及(N_3),已不能手术;在有症状的同侧纵隔淋巴结被侵犯时(N_2),手术也可能是不合适的;在手术中发现有 N_2 淋巴结的预后要比术前 CT 或纵隔镜已发现有 N_2 者为佳,其 5 年生存率可达 20%～30%。

七、转移性肺癌 CT 表现

直径>6 mm 的血源性肺转移瘤可在胸片上发现,但 CT 的灵敏度更高,CT 可显示直径>2 mm 的胸膜下转移瘤,而在中央肺部则需要直径>4 mm 时才能检出。

(一)多发性血源性肺转移瘤

在一个有已知肿瘤病例中,CT 见到多发性软组织密度的肺结节时常表明为肺转移瘤。结节的大小不一,自几毫米至几厘米,位于肺周围部者较多。边缘多清楚、光滑(图 2-51),少数来自腺癌的转移瘤可表现为边缘不规则或边缘模糊。在一篇报告中,30%~75%的转移瘤可见肺血管直接进入转移瘤内,但在 CT 与病理的对照研究中,其检出率<20%,薄层 CT 在该征象的检出上较可靠。约5%的肺转移瘤发生空洞,常见于来自宫颈癌、结肠癌和头颈部癌(图 2-52)。空洞和转移瘤的大小无关,可能和原发肿瘤的病理过程有关,如鳞状细胞癌中的角蛋白液化和腺癌中的黏蛋白/类黏蛋白变性。来自头颈部鳞癌的空洞性转移瘤可很小,壁很薄,可同时有实心结节。钙化见于成骨肉瘤和软骨肉瘤的病例中,偶见于来自产生黏液的肿瘤,如结肠或乳腺癌。

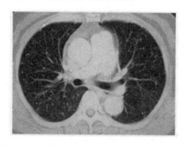

图 2-51　肺癌患者的横断面 CT 图(7)

患者女性,58 岁,右上叶腺癌合并两肺血源性转移瘤,多发性小结节边缘清楚,随机分布,但以肺周围部较多

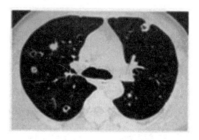

图 2-52　直肠癌肺转移患者的横断面 CT 图

患者男性,70 岁,直肠癌患者的胸部 CT,见两肺血源性转移瘤,大小不一,有空洞,也有实心结节

(二)孤立性肺转移瘤

在一项有胸外恶性肿瘤一年后肺内出现孤立性结节的报告中,63%为原发瘤,25%为转移瘤。在原发病灶为鳞癌者中 65%、腺癌中 50%的孤立性肺结节为原发瘤,而肉瘤者则几乎都为转移瘤。Quint 等报告在原发为头颈、膀胱、乳腺、宫颈、胆管、食管、卵巢、前列腺或胃等癌中的孤立性肺结节多为原发瘤[转

移：原发＝(25～26)∶(3～8)]；在原发为涎腺、肾上腺、结肠、腮腺、肾、甲状腺、胸腺、子宫等癌中两者机会相似(转移∶原发＝13∶16)；而原发为黑色素瘤、肉瘤、睾丸癌者中则多为转移瘤(转移∶原发＝23∶9)。

孤立性肺转移瘤的CT表现和良性结节十分相似，多数为直径＜2 cm、边缘光滑的圆形结节，有时可呈卵圆形。60％位于胸膜下，25％位于肺周围部，2/3位于两侧下叶。有时可见到结节—血管征，即在转移性结节和相邻动脉分支之间有相连(图2-53)。另一个有助于与良性结节区别的征象是转移性结节远侧的低密度区，这可能是由于转移瘤阻塞了肺血管造成了其远侧血流灌注不良的结果，良性结节中无此征象。少数孤立性转移瘤的边缘有分叶和毛刺，多来自腺癌的转移，和原发性肺腺癌不易区别。

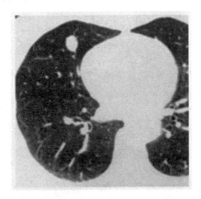

图 2-53　结肠癌肺转移患者的横断面 CT 图

患者男，60 岁，结肠癌病例肺内边缘光滑的孤立性转
移瘤，病理证实，在 HRCT 上可见血管进入结节内

八、鉴别诊断

原发性肺癌的CT表现，特别是其中的周围型肺癌要和许多肺内孤立性肺结节鉴别，纵隔内的转移性淋巴结肿大要和各种肺门或/和纵隔淋巴结肿大的病变鉴别。

(一)孤立性肺结节的鉴别

1.结核球

约60％的孤立性肺结节是肉芽肿，可发生于任何年龄组的病例中。据统计，在年龄＜35岁患者的孤立性肺结节中90％为肉芽肿。肉芽肿多由结核、组织胞浆菌病及球孢子菌病所致，在中国大多数的肉芽肿为结核性。直径≥2.0 cm的类圆形纤维干酪灶称为结核球，≤2.0 cm者称为结核结节。结核球的内容物多为凝固状的干酪样坏死,有时有钙化,周围有厚约 1 mm 的纤维包膜。

结核球或结核结节在 CT 平扫上多呈直径 0.5～4 cm,或更大些的圆形或卵圆形病变,大多位于上叶,右侧多于左侧。典型的结核球边缘光滑、锐利(图 2-54),但少数也可模糊,甚至呈分叶状,90％的病例其周围可见到卫星灶,发生空洞者也不少见,空洞多呈偏心性、裂隙状或新月状。结核的重要特征是经常发生钙化,各种良性钙化形态如弥漫性、靶心状、点状、爆米花状及层状等,均可见于结核球中,尤其层状或全部钙化几乎是结核球的特征性表现,经常伴有肺门淋巴结钙化。

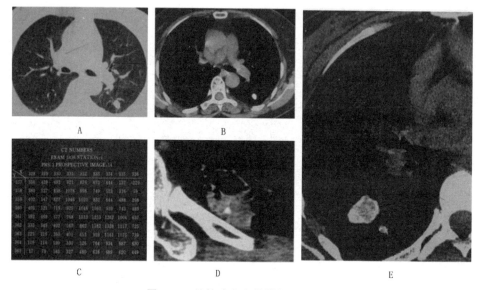

图 2-54　结核球患者的横断面 CT 图

A.左下叶背段结核球,CT 肺窗示病灶呈结节状,边缘较光滑;B.纵隔窗,结节呈弥漫性全钙化;C.为上述病灶的像素 CT 值分析,多在 300 Hu 以上;D.左下叶结核球,CT 平扫纵隔窗示病灶边缘不规则,内部见靶心钙化;E.右下叶结核球,CT 平扫纵隔窗见病灶边缘呈环状钙化,周围有小的钙化卫星灶

此外,多数的结核球有胸膜粘连带,也是本病在 CT 上的另一重要特征。结核球在 CT 上可保持几个月或几年不变,偶有进行性增大者。通常,病变越大,其活动性可能越大。在增强扫描时 CT 值增加常低于 12 Hu,平均为 3±6 Hu。结核球在增强扫描后的形态学表现上也有较特征性的表现,Murayama 等曾对 12 例经手术切除的无钙化结核球作了 CT 增强类型的观察,发现 7 例(58％)呈环状边缘增强,其中 2 例为不完全的环状增强;2 例(17％)于结节中央部可见弧

线状增强;其余3例(25%)为无特异性的增强,其中2例呈部分增强,1例为均匀增强。

结核球主要需和周围型小肺癌鉴别。周围型肺癌的形态不规则,边缘毛糙,有分叶,而且多为深分叶,并可见毛刺,可有空泡征和支气管充气征,但钙化少见;而结核球边缘多光整,空洞多呈偏心性,钙化常见,周围多有卫星灶等可资鉴别,如有困难可作增强扫描,结核球多无强化或呈边缘强化,而肺癌多为均匀或不均匀强化,强化幅度多在20 Hu以上。

2.错构瘤

错构瘤是最常见的肺部良性肿瘤,占手术切除的肺结节病例中的6%~8%,仅次于肺癌和肉芽肿病(结核球)。起源于支气管的未分化间质细胞,由间质和上皮组织混合组成,有不同程度钙化和骨化的软骨、脂肪或黏液瘤样结缔组织是其突出的组织成分。

CT表现为肺内结节或肿块,呈圆形或类圆形,77%的直径在3 cm以下,但也可达到10 cm以上,边缘光滑,可有分叶,密度均匀,内部可有钙化或代表脂肪的低密度区。CT诊断标准为:①结节直径<2.5 cm;②边缘光滑;③结节内含有CT值在-140~-40 Hu的局灶性脂肪区,或有与脂肪共存的CT值>170 Hu的钙化(图2-55)。有时分叶较深,可误诊为肺癌,但后者除有分叶外,常有细短毛刺和棘状突起,胸膜凹陷,结节内有时有支气管充气征或空泡,有利于鉴别诊断。

3.炎性假瘤

本病的细胞成分多样,病程长短不一,临床上有多种不同的命名,但本质上并非是真正的肿瘤,而是一种非特异性的慢性炎症性增生,其病理基础是肺实质炎性增生性瘤样肿块,属于不吸收或延迟吸收的肺炎。

在CT表现上具有良性病变的征象,但无特征性。大多呈圆形或类圆形的结节或肿块,大小为2~6 cm,多在3 cm以内,但少数可达10 cm以上,多位于肺周围部或紧贴胸膜并可与其发生粘连,边缘较清楚或毛糙,分叶少见,邻近胸膜常有尖角样胸膜反应。密度较均匀,偶有钙化,少数病例可出现洞壁光滑的空洞或支气管充气征。平扫时CT值略高,增强时呈不均匀的明显增强,部分病例不强化或仅有边缘强化。纵隔内多无淋巴结肿大,此点有助于良性病变的诊断。

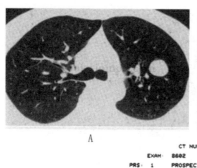
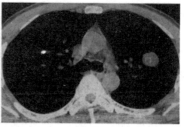

```
                        CT NUMBERS
         EXAM   8602        STATION:   1
       PRS:  1      PROSPECTIVE    IMAGE:   19
     X  389  390  391  382  393  394  395  396  397
   Y
  259   18   22  -12  -18  -43   10  -47  -60  -45
  260   62  -45   29    6   26   -1   18   25   62
  261   16  -12    1  -58  -37   26    6  -27  -23
  262   -3  -37  -16  -19   43  -46  -53  -23   34
  263  -65  -41   14  -67  -11  -70   25  -40  -30
  264   11  -33   15  -28  -10  -11  -80  -46    8
  265    7   25   -8  -26    7   68    7   21  -65
  266  -10   -3   73   33  -18  -44  -19  -24  -15
  267  -28  -19  -55   -9  -18  -65  -42  -34  -24
                          C
```

图 2-55　错构瘤患者的横断面 CT 图

患者男,45 岁,无症状。A.为左肺上叶直径 2 cm 结节,边缘光滑;B.为纵隔窗,见结节
密度均匀,取小区域为兴趣区,测量其内部像素的 CT 值;C.兴趣区内有 15 个像素的
CT 值在 $-40 \sim -140$ Hu,提示有脂肪存在,手术证实为错构瘤

随访中可长期无变化或缓慢增大,如边缘出现分叶、毛刺等征象时要想到恶
变的可能。

4.局限性机化性肺炎

本病为不吸收或延迟吸收的肺炎,占全部肺炎的 $5\% \sim 10\%$。病理上可见肺
泡和呼吸细支气管内的炎性渗出物机化,并有炎性细胞浸润,是不可逆的病变。

根据 Kokno 的经验,本病都位于肺周围部,39% 和胸膜相接,44% 直径
<2 cm,大部分(72%)呈卵圆形、梭形或梯形,呈圆形者仅 28%;94% 边缘清楚
而不规则,50% 病例可见胸膜尾征和空气支气管征,56% 病灶周围有卫星灶,在
随访中 3/4 病例病灶有缩小、密度减低或消失(图 2-56)。

由于本病病灶边缘不规则,病灶内有空气支气管征等常难以与肺癌鉴别,但
本病位于肺周围部胸膜下,呈卵圆形、梭形或梯形的形态,病灶周围有卫星灶等
特征有助于本病的诊断,如不能肯定,应及早进行肺活检,必要时,可在较短间隔
期(3~4 周)后复查,观察病灶有无缩小。

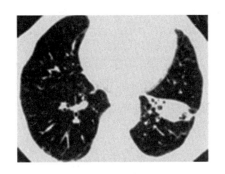

图 2-56　机化性肺炎患者的横断面 CT 图

患者男,45 岁,左肺下叶内前基底段,斜裂下梭形结节,内有大小不
等的低密度影,并可见胸膜尾征。手术证实为机化性肺炎

5.真菌病

多种真菌可在肺部形成病灶,其中较常见的有曲霉、毛霉、白色念珠菌、隐球菌和组织胞浆菌等。它们大多是继发在全身性疾病、机体免疫力下降的基础上,导致肺部真菌病的发生。

各种肺部真菌感染在 CT 上多无特征性表现,不能加以区分,也难以和其他病因所致的肺炎、结核、肿瘤或脓肿鉴别。常见的 CT 表现有呈累及多个肺段或肺叶的炎症性改变,边缘模糊,内可有空洞形成;肺内单个或多个结节也不少见,大小不一,多位于肺的中外带,边缘多较模糊,有的结节边缘围绕以磨玻璃影,出现所谓"晕征",是病变累及小肺动脉导致出血性梗死的结果;当多个结节增大融合时可形成肿块,其边缘可呈分叶状,有的周围也有"晕征",肿块内部密度均匀或不均匀,有坏死液化时出现空洞,一般空洞内壁较光滑,厚薄不一。真菌感染还可引起肺门或/和纵隔淋巴结肿大、胸腔积液、胸膜增厚,甚至肋骨破坏等。

孤立性真菌感染所致的结节或肿块须与周围型肺癌、结核球、炎性假瘤等鉴别。周围型肺癌多有分叶或毛刺的边缘,一般周围无晕征,有胸膜尾征等,较易鉴别。结核球的边缘清晰,较光滑,周围有卫星灶,内部密度较高,多有钙化等也常可与之鉴别。

(二)肺门或/和纵隔淋巴结肿大的鉴别

许多其他疾病,包括肺癌以外的肿瘤、感染、结节病和反应性增生等都可引起纵隔和肺门淋巴结肿大,需要和肺癌转移所致的肿大淋巴结鉴别。在肿瘤中包括恶性淋巴瘤、转移瘤、白血病等。转移瘤常来自支气管、食管和乳腺,如原发肿瘤位于胸外时,则多来自肾、睾丸和头颈部。感染中最常见者为结核和真菌,后者常见为组织胞浆菌病和球孢子菌病;结节病是又一种经常引起淋巴结肿大的原因。淋巴结肿大还可见于其他各种疾病:如硅沉着病、煤工肺尘埃沉着症、石棉沉着病、Castleman 病、淀粉样变、慢性铍肺、Wegener 肉芽肿、多发性骨髓瘤、组织细胞增生症 X、严重的肺静脉压力增高和药物引起的淋巴结病等。反应性过度增生是淋巴结对肺感染、细胞碎屑和异物反应性改变,是一种急或慢性、非特异性的炎症过程,产生了淋巴结的炎症和过度增生。它们见于肺感染、支气管扩张和各种急、慢性间质性肺病等的淋巴引流区。

1.淋巴瘤

恶性淋巴瘤是淋巴过度增生病中的一部分,现在一般把恶性淋巴瘤分为霍奇金淋巴瘤(HL)和非霍奇金淋巴瘤(NHL)两种,它们在临床、病理和预后上均有所不同,在 HL 中可见到 Reed-Sternberg 细胞,而 NHL 中没有,而且恶性程度较 HL 高,预后差。每种又根据组织学改变分为几个型,它们都可累及胸部。

上纵隔淋巴结肿大是 HL 的标志,最易累及上纵隔和气管旁淋巴结链,不累及肺门淋巴结者也很少见,其他区的淋巴结——隆突下、膈上、食管旁和乳内等区的发生率依次下降。在治疗前淋巴结很少钙化,在治疗后则可发生钙化。

广泛的纵隔淋巴结肿大可造成上腔静脉阻塞、对食管或气管的压迫。病变还可累及肺部及胸膜,但检出率要较淋巴结者为少。NHL 的临床表现和病理特征都较 HL 复杂,病变在全身较为广泛,仅 40% 累及胸部,在全部 NHL 中 10% 仅累及纵隔。

在病理上一般先根据病变的大体表现分为低、中、高 3 个等级,然后再分为 10 类,一般 NHL 在发现时要较 HL 为严重,但它不像 HL 那样,解剖部位的分期并不重要,而是其病理组织学改变和肿瘤的大小更重要。

在 CT 表现上,虽然两种淋巴瘤在全身分布可不一样,但在胸内淋巴结的表现是相似的。典型表现为两侧但不一定是对称的肺门淋巴结肿大,一侧肺门淋巴结肿大者非常少见。纵隔中气管旁淋巴结和隆突下淋巴结受累者至少和气管支气管淋巴结一样多或还要多,累及前纵隔和胸骨后淋巴结者也不少,当它们很大时,甚至可直接破坏胸骨,当肺部有病变时都有纵隔淋巴结肿大。但在 NHL 的组织细胞亚型可仅有肺部改变而无淋巴结肿大。在淋巴瘤中增大的淋巴结可呈散在状或融合成块,边缘清楚或模糊,大多数病例中增大的淋巴结在增强扫描中有增强,大部分为轻度或中度增强,小部分可增强达 50 Hu 以上,后者多为霍奇金病，但也有不增强者。

20%病例的淋巴结内有低密度囊状坏死区，在治疗后淋巴结有缩小时，囊状坏死区可继续存在。治疗前淋巴结内有钙化者很少见，在经化疗或放疗后淋巴结内可发生钙化，呈不规则、蛋壳状或弥漫性钙化。

在与肺癌转移而致的肺门或/和纵隔淋巴结肿大的鉴别上肿大淋巴结的位置很重要，肺癌转移而致的肿大淋巴结的分布位置多沿原发肺癌的淋巴转移的途径发生，常有肺门淋巴结肿大，至晚期才有对侧纵隔或肺门淋巴结肿大，而此时肺内的原发病灶多已较明显；而淋巴瘤者肺内可无原发病灶，其肿大的淋巴结多为两侧对称，好融合成片，淋巴结之间的界线消失，不易分出该组中的每个淋巴结，增强扫描时为中度增强，较肺癌所致者为低，这些均有助于鉴别。

2.结节病

结节病也是一种常引起肺门和纵隔淋巴结肿大的全身疾病，淋巴结肿大是结节病最常见的胸部表现，发生于75%～80%的患者中。

在笔者等报告的一组病例中78.1%可见淋巴结肿大，他们除左上气管旁区（2L区）、左气管支气管区（10L区）外，其余各区均可被累及，尤以右下气管旁区（4R区）、右气管支气管区（10R区）、主-肺动脉窗区（5区）及隆突下区（7区）为多见，其检出率均在60%以上。

两侧对称的肺门淋巴结肿大伴有气管旁淋巴结肿大是结节病的典型表现，右侧气管旁淋巴结比左侧者发生率高。病变淋巴结的大小各异，肿大的肺门淋巴结的边缘清楚、常呈分叶状。两侧对称分布是结节病的又一大特点（图2-57），因为在其他淋巴结肿大的病变，如结核、淋巴瘤和转移瘤中很少是两侧对称的。纵隔内的肿大淋巴结常多区同时发生，可累及前、中和后纵隔等各区淋巴结，在CT上25%～66%累及前纵隔，但都伴有它区的淋巴结肿大，如仅为前纵隔淋巴结肿大，强烈提示为结节病以外的疾病，特别是淋巴瘤；结节病的淋巴结可发生钙化，在CT上的检出率为44%～53%，钙化仅发生在有病变的淋巴结内，是纤维组织营养不良的表现，而与高钙血症或合并结核无关。钙化可发生于任何区的淋巴结中，但以肺门和气管旁为多见。钙化的形态也无特异性，但有的表现为蛋壳状钙化较有特异性，因为它仅见于结节病和硅沉着病中，偶见于结核中。在增强扫描中淋巴结多为中度的弥漫性增强，很少有呈环状强化者。

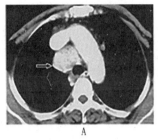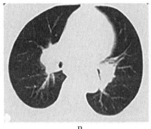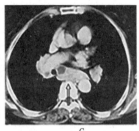

图 2-57　结节病横断面 CT 图

患者女,53 岁,结节病。A.增强 CT 纵隔窗见右气管旁(4R 区)淋巴结肿大(箭头),增强后呈弥漫性强化,CT 值较高,达 80 Hu。B.为 A 的向下层面,见两侧叶间区(11 区)淋巴结肿大,气管旁+两侧肺门淋巴结增大是结节病的典型表现。C.为图 B 的增强 CT 纵隔窗,除 11 区淋巴结肿大外,还可见隆突下(7 区)淋巴结肿大,并有囊变(箭头)

在与肺癌转移而致淋巴结肿大的鉴别上,淋巴结的位置仍很重要,虽然有些结节病病例肺内可见到大小不等的结节或肿块,但其肿大淋巴结的位置和肺内病变无肯定的关系;结节病中的肿大淋巴结虽然也可以长得很大,但常仍可见到各个淋巴结的边缘,肿大淋巴结可发生钙化,增强扫描时多为中、高度增强,较肺癌转移者稍高;而肺癌转移所致的淋巴结肿大可发生融合,并很少发生钙化;大多数结节病患者在第一次检查时淋巴结已达最大的大小,在以后的 3～6 个月减小,2/3 在 1 年后不再可见,仅 6％在 2 年后仍可见但也有减小,淋巴结逐渐缩小,这也有助于和纵隔淋巴瘤或转移瘤鉴别。

3.纵隔淋巴结结核和真菌感染

纵隔和/或淋巴结结核多见于儿童的原发性结核中,近年来随着抗结核药物的滥用和艾滋病的流行,成人中继发结核性纵隔淋巴结炎也不少见,以中老年人和免疫损害者为多见,在报告的一组成人病例中的平均年龄为 45.9 岁。患者多无症状或有因肿大的淋巴结压迫邻近纵隔组织而引起相应的症状。

在 CT 上,几乎各区的淋巴结都可以被累及,但 60％左右位于右气管旁上区(2R 区),20％左右位于右气管旁下区(4R 区)和主-肺动脉窗区(5 区)内。淋巴结的大小对判断病变的活动性上有一定意义,Moon 等认为活动性者和非活动性者的平均长径分别为 2.8 cm 和 2.1 cm。平扫时淋巴结的密度对诊断也有重要意义,Im 等认为直径>2 cm 的淋巴结在平扫上呈中央相对低密度区时表明病变为干酪坏死期。增强 CT 扫描对本病的诊断和鉴别诊断有决定性意义。在增强时 85％～100％的活动性淋巴结呈明显环形强化(CT 值 101～157 Hu),而中央区密度较低(CT 值 40～50 Hu),当有液化时 CT 值将更低,有的淋巴结的边缘较模糊也提示病变有淋巴结外蔓延;上述表现经抗结核治疗后有明显好转或完全消失,证实为活动性病变。非活动性者则在增强扫描时呈均匀状,而无边缘环状强化、中央低密度的表现。

本病虽然肺内常无实质性活动病变,但 67％可见肺内有陈旧性结核病变。

在纵隔淋巴结结核与肺癌转移而致的淋巴结肿大的鉴别上,平扫时淋巴结中央低密度和增强扫描时典型的边缘环形增强有重要意义。特别是边缘环形增强在肺癌转移而致者中不多见,但 CT 并不是经常都能区别它们。MRI 可能有用,如肿大淋巴结在 MRI 的 T_1 和 T_2 加权像上都呈低信号强度而考虑为炎性肿块时,必须考虑纵隔淋巴结结核的可能。

真菌感染中常见者为组织胞浆菌病和球孢子菌病,它们在我国较少见,当组织胞浆菌病累及肺和/或纵隔及胸外组织时,常见纵隔淋巴结肿大,表现为伴或不伴有肺部改变的一侧或两侧肺门淋巴结、纵隔淋巴结或肺内淋巴结肿大。肺部改变可表现为局灶性肺炎、一个或多个结节,可出现空洞或钙化,在无肺部改变的本病中,诊断需结合流行病学、临床材料和实验室资料。

4.肺癌以外的其他胸部恶性肿瘤的纵隔淋巴结转移

(1)食管癌:食管淋巴管构成围绕食管的不间断的致密的黏膜下丛,上 2/3 食管淋巴管向头侧引流,下 1/3 的淋巴管向下引流至腹部,也可在多水平上直接和邻近的胸导管交通,作为这种广泛引流系统的结果,常发生跳跃性转移,在远处发生淋巴结转移,而不累及中间的淋巴结。上中部食管的播散常累及气管旁淋巴结,下部食管癌转移的最常见淋巴结为胃小弯和胃左动脉淋巴结(胃肝韧带淋巴结)。

食管癌因纵隔淋巴结转移而肿大时,其肿大程度可能较因肺癌而转移者为小。Schroder 对 1 196 个因食管癌而切除的淋巴结的研究中表明,129 个(10.8％)为恶性,其大小和转移无明显相关。无转移淋巴结平均为 5 mm,转移淋巴结平均为 6.7 mm,仅 12％转移淋巴结直径>10 mm。但 Dhar 报告直径<10 mm 的转移淋巴结的预后要较>10 mm 者为好。由于食管癌病例发现有纵隔淋巴结肿大时,其进食困难的症状多已较明显,在临床上和肺癌淋巴结转移的区别一般不困难。

(2)恶性胸膜间皮瘤:恶性胸膜间皮瘤起自脏层和膈肌胸膜,其自然的播散是通过脏层胸膜到肺,局部扩张到胸壁和膈肌。上中部前胸膜淋巴引流到内乳淋巴结,下部胸膜淋巴引流到膈肌周围淋巴结。后胸膜淋巴引流到胸膜外淋巴结,后者位于脊柱旁邻近肋骨头的胸膜外脂肪内。膈肌胸膜有丰富的淋巴管网络,沟通胸腔和腹腔。膈肌的前部和侧方淋巴管引流入内乳和前纵隔淋巴结,后部膈肌淋巴管引流到主动脉旁和后纵隔淋巴结。后纵隔淋巴管再向上引流和中纵隔淋巴管交通,也可向下引流到胃肝韧带和腹腔动脉淋巴管。

恶性胸膜间皮瘤的纵隔淋巴结转移可表现为累及一侧肺门或支气管肺淋巴结,也可累及隆突下和包括内乳淋巴结的同侧纵隔淋巴结,严重时累及对侧纵隔或内乳淋巴结。此时胸膜间皮瘤的结节或肿块多已十分明显(图 2-58)。

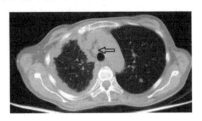

图 2-58　胸膜间皮瘤

患者女,58 岁,胸膜间皮瘤。右侧胸膜呈典型的环状增厚,表面高低不平。纵隔内可见右下气管区(4R 区)淋巴结肿大(箭头)

5.肺尘埃沉着症(尘肺)

在长期吸入生产性粉尘的工人中也会发生肺门和纵隔淋巴结的变化,表现为淋巴结的肿大和/或钙化(图 2-59)。在报告的 100 例煤工尘肺的 CT 检查中,83％有淋巴结肿大,88％有淋巴结钙化。在有大块纤维化的Ⅲ期尘肺患者中的肿大淋巴结检出率较无大块纤维化的Ⅰ、Ⅱ期尘肺明显增多。此时,要和肺癌所致者鉴别,除尘肺的大块纤维化的 CT 表现和肺癌有不同外,尘肺中的肿大淋巴结较小,以直径在 1.5 cm 以下者为多,而且钙化的发生率高,有助于鉴别。

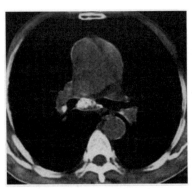

图 2-59　尘肺患者横断面 CT

患者男性,55 岁,煤工尘肺。隆突下(7 区)淋巴结肿大,并有大量钙化

6.Castleman 病

Castleman 病也称良性巨淋巴结增生症,原因不明,在青年人(平均33岁)中多见。它也可为多灶性累及胸内、外淋巴结,以在纵隔内最多见。

在组织学上,它分为两型:透明血管型(90%)和浆细胞型。前者的 CT 表现为纵隔或肺门部有一侧或两侧软组织密度肿块,边缘清楚,可有分叶,有时可十分巨大,并发生钙化,肿块可延伸至颈部或腹膜后。平扫时的 CT 值为 43～55 Hu,平均 47 Hu,在增强扫描时肿块有非常明显的增强,CT 值可达 80～125 Hu,平均 90 Hu,在动态扫描中可见从周边到中央的逐渐强化,这有助于鉴别诊断。鉴别诊断中要包括各种在增强扫描中有强化的病变,如结节病、结核病、血管免疫性淋巴结病和血管性转移瘤,特别是来自肾细胞癌、甲状腺乳头状癌和小细胞肺癌者。

第三章 神经系统疾病的MR诊断

第一节 先天性疾病

中枢神经系统畸形有多种分类方法。可按发育阶段分类,或以器官形成障碍、组织发生障碍及细胞发生障碍分类。各种类别互有交叉,各类畸形有时并存。

按发育阶段分类如下。①妊娠 3～4 个周:无脑畸形、Chiari 畸形、脊髓裂。②妊娠 4～8 个周:前脑无裂畸形。③妊娠 2～4 个月:神经皮肤综合征。④妊娠 3～6 个月:移行障碍。⑤妊娠 6 个月～出生后:髓鞘形成障碍。

按器官形成,组织及细胞发生障碍分类如下。①器官形成障碍:神经管闭合障碍、脑室及脑分裂障碍、脑沟及细胞移行障碍、体积大小异常、破坏性病变。②组织发生障碍:结节性硬化、神经纤维瘤病、Sturge-Weber综合征。③细胞发生障碍:先天性代谢性异常、脑白质营养不良。

在各种中枢神经系统的畸形中,10%的颅内畸形由染色体异常所致,10%与有害的宫内环境(如感染)有关,20%与遗传有关,其余 60%原因不明。许多中枢神经系统畸形可通过神经影像学检查做出诊断,分述如下。

一、脑发育不全畸形

(一)脑沟、裂、回发育畸形

1.全前脑无裂畸形

属于前脑无裂畸形的最严重形式,与染色体 13、18 三倍体有关。MRI可见大脑呈小圆球形,中央为单一脑室,丘脑融合,正常中线结构(如脑镰、胼胝体)均缺失。约半数患者伴多处颅面畸形,周围脑组织数量少。鉴别诊断包括严重脑积水及积水性无脑畸形。前者脑镰和半球间裂存在,后者丘脑不融合,脑镰存在。

2.半叶前脑无裂畸形

基本病理改变与全前脑无裂畸形相同,畸形程度略轻。MRI可见中央单一脑室存在,但脑室颞角及枕角,后部半球间裂初步形成。前大脑半球及丘脑融合,并突入脑室。脑镰、胼胝体、透明隔仍缺失。

3.单叶前脑无裂畸形

前脑的分裂近乎完全,但前部半球间裂较浅,脑室系统形态良好,脑镰存在,透明隔仍阙如。

(二)透明隔发育畸形

可能是单叶前脑无裂畸形的轻度形式。半数患者合并脑裂畸形,透明隔是两侧侧脑室间的间隔,如在胚胎期融合不全,则形成潜在的透明隔间腔。透明隔发育畸形包括透明隔间腔,即第五脑室形成。如透明隔间腔积液过多,向外膨隆,称透明隔囊肿。如其向后扩展即形成 Vergae 腔,或穹隆间腔,也称第六脑室(图 3-1)。透明隔阙如时两侧侧脑室相通,MRI 可见侧脑室额角在轴面像呈倒三角形,在冠状面像指向内侧。约 50% 患者在 MRI 可见视神经及视交叉变细,视交叉位置异常,呈垂直状而非水平状。部分病例可见垂体柄增粗,2/3 有下丘脑垂体功能障碍。

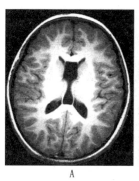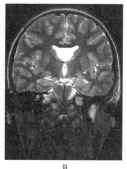

A   B

图 3-1   透明隔囊肿

A、B.轴面 T1WI 及冠状面 T2WI 显示透明隔

间腔增宽,向外膨隆,向后扩展形成第六脑室

(三)脑穿通畸形

为胚胎发育异常导致脑内形成囊腔。MRI 显示脑实质内边界清晰的囊腔,其密度或信号与脑脊液相同。囊腔与脑室或蛛网膜下腔相通(图 3-2)。

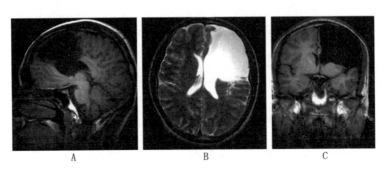

图 3-2　脑穿通畸形

A.矢状面 T1WI;B.轴面 T2WI;C.冠状面 T1WI;左额叶可
见脑内囊性病变,囊腔与左侧脑室及蛛网膜下腔相通

二、闭合不全畸形

(一)无脑畸形

为脑形成时发生破坏性疾病所致。中线结构(如大脑镰)存在,完整的基底核也可分辨。但几乎无皮质残留,或仅一层薄膜围绕巨大的液体囊腔。脑室结构不清。

(二)脑膨出

通过颅骨缺损,脑内结构(如脑膜、脑脊液、脑室、脑)单独或合并向外突出。在北美以枕叶膨出最多见,在亚洲地区以额叶经鼻腔膨出多见。脑膨出常合并下列畸形:胼胝体阙如、Chiari 畸形、灰质异位、移行异位、Dandy-Walker 综合征等。

(三)胼胝体阙如(胼胝体发育不全)

胼胝体形成于胎儿期的第 3～4 个月。通常从前向后形成,但胼胝体嘴最后形成。胼胝体发育不全可以是全部的,也可是部分性的。部分性胼胝体发育不全常表现为胼胝体压部和嘴部阙如,而胼胝体膝部存在。影像检查可见侧脑室额角和体部宽大,而且两侧侧脑室分离,额角与体部呈锐角。枕角扩大、不对称。由于内侧纵束伸长,侧脑室中部边缘凹陷。第三脑室轻度扩大并抬高,不同程度延伸至双侧侧脑室中间位置(图 3-3),室间孔常拉长。此外,由于胼胝体膝部阙如,大脑半球间裂似与第三脑室前部相连续,在冠状面 MRI,半球间裂向下扩展至双侧侧脑室之间,第三脑室顶部。在矢状面,正常扣带回缺失。旁中央回及旁中央回沟围绕第三脑室,呈放射状。部分病例可见海马联合增大,酷似胼胝体压部。

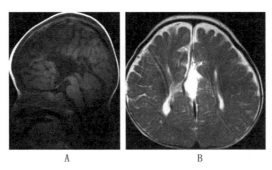

图 3-3 胼胝体阙如

A.矢状面 T1WI,正常形态胼胝体未见显示,第三脑室扩大并抬高;

B.轴面 T2WI,大脑半球间裂与第三脑室前部相连,两侧侧脑室分离

(四)胼胝体脂肪瘤

胼胝体脂肪瘤是在胎儿神经管闭合过程中,中胚层脂肪异常夹入所致。占颅内脂肪瘤的 30%,约半数患者与胼胝体发育不全有关。有学者认为胼胝体脂肪瘤不是真正的肿瘤而是脑畸形,最常见的部位是胼胝体压部,或围绕胼胝体压部(图 3-4),也可累及整个胼胝体。颅内脂肪瘤几乎均发生在中线部位,亦可见于四叠体池,脚间池及鞍上等部位。在 CT 常见特定部位的极低密度,大的脂肪瘤壁可见线样钙化。MRI 显示脂肪瘤信号在 T2WI 与脑组织类似,在 T1WI 呈高信号,应用脂肪抑制技术可使 T1 高信号明显减低。重要脑血管可穿过脂肪瘤。

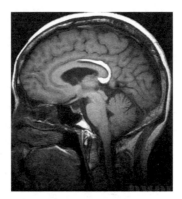

图 3-4 胼胝体脂肪瘤

矢状面 T1WI 显示短 T1 脂肪信号,围绕胼胝体后部及压部

(五)Chiari 畸形

Chiari 畸形又称小脑扁桃体延髓联合畸形。最早由 Chiari 描述。将菱脑畸

形伴脑积水分为3种类型,而后将伴有严重小脑发育不全的被补充为第4种。Chiari Ⅰ型和 Chiari Ⅱ型相对常见。Chiari Ⅲ型少见。Chiari Ⅳ型结构独特。

1.Chiari Ⅰ型

在 MRI 可见小脑扁桃体下疝,即小脑扁桃体变形、移位,向下疝出枕大孔,进入颈椎管上部。一般认为,小脑扁桃体低于枕大孔 3 mm 属于正常范围,低于枕大孔 3～5 mm 为界限性异常,低于枕大孔 5 mm 可确认下疝。Chiari Ⅰ型通常不伴有其他脑畸形。20％～25％的患者伴有脊髓积水空洞症(图 3-5)。有时可见颅颈交界畸形,包括扁平颅底,第一颈椎与枕骨融合等。

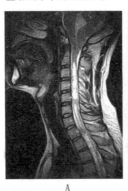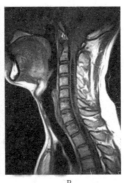

A   B

图 3-5　Chiari 畸形

A、B.矢状面 T2WI 及 T1WI 显示小脑扁桃体突入枕大孔,颈髓及上胸髓可见脊髓空洞

2.Chiari Ⅱ型

Chiari Ⅱ型是一种比较复杂的畸形,影响脊椎、颅骨硬膜和菱脑。与 Chiari Ⅰ型相比,Chiari Ⅱ型伴随幕上畸形的发生率高,表现复杂多变。Chiari Ⅱ型几乎均伴有某种形式的神经管闭合不全,如脑膜膨出、脊髓脊膜膨出和脑积水等。颅骨和硬膜畸形包括颅骨缺损、枕大孔裂开、不同程度的脑镰发育不全、横窦及窦汇低位伴颅后窝浅小、小脑幕发育不全伴幕切迹增宽、小脑蚓部及半球向上膨出(小脑假瘤);中脑和小脑异常包括菱脑发育不全导致延髓小脑向下移位、延髓扭曲、小脑围绕脑干两侧向前内侧生长;脑室和脑池异常包括半球间裂锯齿状扩大,脑室扩大,透明隔阙如或开窗,导水管狭窄或闭塞,第四脑室拉长、变小,向尾侧移位;脑实质异常包括脑回小、灰质异位、胼胝体发育不全;脊柱和脊髓异常包括脊髓脊膜膨出(腰骶部占 75％,颈胸部占 25％)、脊髓积水空洞症、脊髓低位合并脂肪瘤、脊髓纵裂。

3.Chiari Ⅲ型

表现为 Chiari Ⅱ型伴下枕部或上颈部脑膨出,罕见。

4.Chiari IV 型

表现包括小脑缺失或发育不全、脑干细小、颅后窝大部被脑脊液腔占据。此型罕见,且不能单独存在。

(六)Dandy-Walker 综合征

为菱脑先天畸形,第四脑室囊性扩大为其特点,伴有不同程度小脑蚓部发育不全。MRI 表现包括扩大的第四脑室及枕大池复合体内充满大量脑脊液(图 3-6),颅后窝增大,小脑蚓部及半球发育不全,第三脑室和双侧脑室不同程度扩大。约 60% 患者合并其他畸形,其中 75% 合并脑积水,20%~25% 合并胼胝体发育不全,5%~10% 合并多小脑回和灰质异位。有些学者认为,小脑后部的蛛网膜囊肿(小脑蚓部存在,第四脑室形成正常),以及大枕大池(小脑蚓部和小脑半球正常),可能为 Dandy-Walker 综合征的变异表现。

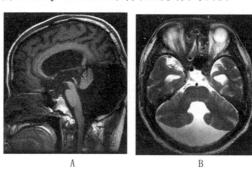

A   B

图 3-6 Dandy-Walker 综合征

A.矢状面 T1WI;B.轴状面 T2WI;第四脑室及枕大
池复合体内充满大量脑脊液,小脑蚓部发育不全

三、神经元移行障碍

(一)无脑回畸形与巨脑回畸形

在无脑回畸形,MRI 显示大脑半球表面光滑,脑皮质增厚,白质减少,灰白质交界面异常平滑,脑回、脑沟消失,大脑裂增宽,岛叶顶盖缺失,脑室扩大,蛛网膜下腔增宽(图 3-7)。在巨脑回畸形,MRI 显示脑皮质增厚,白质变薄,脑回增宽且扁平(图 3-8)。可伴有胼胝体发育不全,Dandy-Walker 畸形及脑干与小脑萎缩。

(二)多脑回

灰质增多呈葡萄状,深脑沟减少,白质内胶质增生。

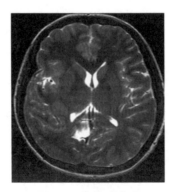

图 3-7   无脑回畸形

轴面 T2WI 显示右侧枕叶半球表面光滑,皮质增厚,脑回脑沟阙如,灰白质交界面平滑

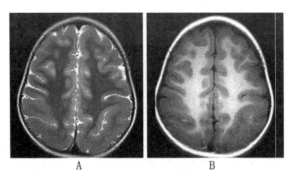

A   B

图 3-8   巨脑回畸形

A、B.轴面 T2WI 及 T1WI 显示双顶叶脑回宽平,脑沟裂稀疏

(三)神经元灰质异位

灰质异位由胚胎发育过程中神经细胞没有及时移动到皮质表面引起。灰质异位可为局限性,也可为弥漫性。可位于脑室周围呈结节状,或突入侧脑室;也可位于脑深部或皮质下白质区,呈板层状,其信号与灰质信号一致(图 3-9)。

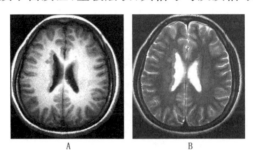

A   B

图 3-9   灰质异位

A、B.轴面 T1WI 及 T2WI 显示脑室周围结节状灰质信号,突入侧脑室

四、脑体积异常

(一)小头畸形

大多数小头畸形继发于各种脑损害性因素,仅极少数是真正的发育性小头。CT可见颅腔缩小,以前额部明显,颅板增厚,板障增宽,颅骨内板平坦光滑。MRI显示脑室系统扩大、蛛网膜下腔及脑沟裂池增宽、脑皮质光滑(图3-10)。可合并胼胝体发育不全、透明隔发育异常、脑室穿通畸形等异常。

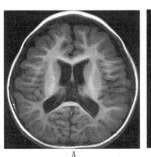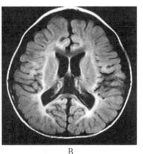

图 3-10　小头畸形合并白质发育不良

A、B.轴面 T1WI 及 FlAIR 显示脑室扩大,蛛网膜下腔及脑沟裂增宽,双侧枕角旁及深部白质发育不良

(二)巨头畸形

大多数"大头"可能属于正常变异。影像检查显示颅腔增大,脑室轻度扩大,脑组织数量增多,但脑组织的信号及密度无明显异常。一种称作单侧巨脑的病症与一侧大脑半球的部分或全部错构样过度生长有关,典型表现包括半球及同侧脑室扩大,皮质广泛增厚,灰质变浅。严重者可伴有多发异位,偶见整个大脑半球发育不良,正常脑结构消失。

五、神经皮肤综合征

神经皮肤综合征包括神经纤维瘤病、Sturge-Weber综合征、结节性硬化、遗传性斑痣性错构瘤及其他斑痣性错构瘤。

(一)神经纤维瘤病

神经纤维瘤病(NF),目前已描述了8种类型的NF,但得到认可的只有 von Recklinghausen 病(NFⅠ型)及双侧听神经瘤(NFⅡ型)。

(1)von Recklinghausen 病:占 NF 的 90%。与神经元肿瘤、星形胶质瘤有关,属常染色体显性遗传疾病,为第 17 号染色体异常。NFⅠ型诊断应包括以下两项或两项以上表现：①有 6 处奶油咖啡斑，或奶油咖啡斑＞5 mm；②有一个丛状的神经纤维瘤，或两个以上任何类型的神经纤维瘤；③腋窝及腹股沟有雀斑；④两个或多个着色的虹膜错构瘤；⑤视神经胶质瘤；⑥低级胶质瘤；⑦特异性骨损伤（蝶骨大翼发育不全）。

NFⅠ型合并视神经胶质瘤时，病变可累及单侧或双侧视神经、视交叉、视束、外侧膝状体和视放射。发病平均年龄为 5 岁。大多数组织学表现相对良性。MRI 显示病变在 T1WI 呈等或稍低信号，在 T2WI 呈中度至明显高信号。有时，在 T2WI 可见基底核、大脑脚、小脑半球和其他部位存在无占位效应的高信号，T1WI 呈轻度高信号，可能是错构瘤。如果这种信号在注射对比剂后强化，应考虑为新生物。此外，其他部位也可发生胶质瘤，但非 NFⅠ型神经纤维瘤的特点。常见部位包括顶盖导水管周围区及脑干，多为低级胶质瘤。

NFⅠ型神经纤维瘤还可伴有 Willis 环附近的血管发育不全或狭窄，颅骨改变如蝶骨大翼发育不全，合并颞叶向眼眶疝出，搏动性突眼。NFⅠ型合并的脊柱异常包括脊柱侧弯，椎体后部扇形变和椎弓根破坏，脊膜向侧方膨出等。

（2）NFⅡ型与脑膜及神经鞘细胞肿瘤有关，发生率少于 NFⅠ型。也属于常染色体显性遗传疾病，为第 22 号染色体异常。无性别差异。有以下一项或多项表现，即可诊断：①双侧听神经肿物；②单侧听神经瘤伴有神经纤维瘤或脑膜瘤，单发或多发（图 3-11）；或胶质瘤，脑内、髓内星形细胞瘤，髓内室管膜瘤；或其他脑神经神经鞘瘤，多发脊柱神经神经鞘瘤；或青少年晶状体浑浊。NFⅡ型较少伴有皮肤表现。

（二）Sturge-Weber 综合征（SWS）

Sturge-Weber 综合征又称脑三叉神经血管瘤病。血管痣发生在第Ⅴ对脑神经分布区的部分或整个面部。神经系统影像的典型表现为血管瘤病畸形的后遗症，而非畸形本身。CT 可见沿脑回的曲线形钙化，在 SWS 钙化常见。常始于枕叶，逐渐向前发展。脑内钙化与面部表现多在同侧，部分为双侧钙化。钙化在MRI 呈低信号区。CT 及 MR 均可见脑萎缩，常为单侧，与面部血管痣同侧，典型者位于枕叶，亦可累及整个大脑半球，脑沟增宽（图 3-12）。注射对比剂后，灰质可轻度或明显强化。75％的患者同侧脉络丛显著增大及强化。在 T2WI 可见脑白质内局灶性高信号，可能与反应性胶质增生有关。此外，髓静脉和室管膜下静脉迂曲扩张。DSA 检查显示动脉期正常，皮质静脉引流异常，血流淤滞和静脉引流延迟，呈现弥漫而均匀的毛细血管染色。髓静脉和室管膜下静脉扩张，形成侧支静脉引流。

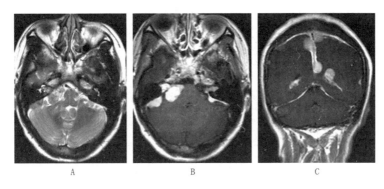

图 3-11 神经纤维瘤病(NFⅡ型)

A.轴面 T2WI;B.轴面 T1WI 增强扫描;C.冠状面 T1WI 增
强扫描,双侧听神经瘤(右侧为著)及多发脑膜瘤清晰可见

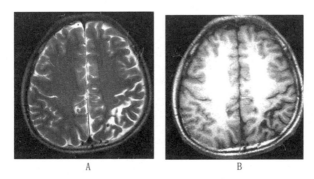

图 3-12 Sturge-Weber 综合征

A、B.轴面 T2WI 及 T1WI 显示左顶叶皮质下脑萎缩,患者伴有左侧面部血管痣

(三)结节性硬化(TS)

结节性硬化也称 Bourneville 病。为常染色体遗传性疾病。临床表现包括皮脂腺瘤、癫痫发作及智力低下。有时三者非同时出现。临床检查可发现多器官错构瘤。神经系统影像检查,约半数患者 CT 可见颅内钙化。CT 及 MRI 显示室管膜下结节,以 MRI 明显,结节信号强度与脑白质类似。皮质也可发现结节,可能与胶质增生或脱髓鞘有关,结节在 T1WI 为等或低信号,在 T2WI 为高信号,边缘有时不清楚(图 3-13)。典型的肿瘤是室管膜下巨细胞星形细胞瘤,常位于莫氏孔附近,注射对比剂后有强化。其他部位室管膜下结节如出现强化,也应考虑为恶性病变,至少为组织学活跃病变,并有可能进展。

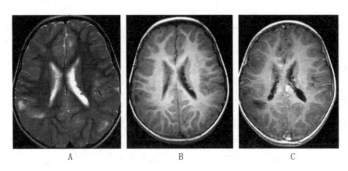

图 3-13 结节性硬化

A、B.轴面 T2WI 及 T1WI 显示室管膜下结节,可见皮质结节及皮
质下白质改变;C.轴面 T1WI 增强扫描显示结节强化不明显

(四)von-Hippal-Lindau 病(VHL)

von-Hippal-Lindau 病为常染色体显性遗传性多系统病变(外显率约
100％),以中枢神经系统及腹腔囊变、血管瘤、新生物为特征。临床诊断 VHL
依据包括:①存在一个以上的中枢神经系统血管网织细胞瘤;②一个中枢神经系
统血管网织细胞瘤,伴有一个内脏病变;③患者有阳性家族史,同时存在一种阳
性病变。中枢神经系统血管网织细胞瘤多发生在小脑或延颈髓交界处,占所有
颅后窝肿瘤的 7％～12％,半数患者伴发 VHL。实性血管网织细胞瘤占 20％左
右,肿瘤呈囊性伴壁结节占 80％。囊内信号高于脑脊液。多发血管网织细胞瘤
占 10％。壁结节为等密度或等信号,在 T2WI 较大结节有时可见血管流空信号。
注射对比剂后结节明显强化(图 3-14)。幕上血管网织细胞瘤罕见,但在 T2WI
有时可见白质内局灶性高信号区。可伴有眼部病变,注射对比剂后视网膜强化。
DSA 可显示一个或多个血管结节染色,囊性部分表现为大的无血管区。

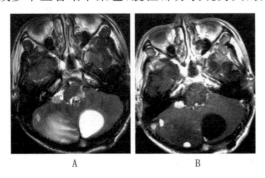

图 3-14 VHL

A、B.轴面 T2WI 及 T1WI 增强扫描显示双侧小脑半球片状及
囊性异常信号,注射对比剂后可见壁结节及结节样强化

六、先天性脑积水

脑积水通常指由于脑脊液流动受阻或脑脊液过剩所引起的动力学变化过程。从侧脑室到第四脑室出孔的任何部位,脑脊液流动受阻所致脑积水称非交通性脑积水;脑脊液吸收障碍所致脑积水称交通性脑积水。MRI 检查有助于显示较小的脑脊液循环梗阻病变、精确描述脑室解剖、观察脑脊液流动。由室间孔闭塞所致脑积水多为继发性,先天性闭锁罕见。先天性中脑导水管狭窄为发育畸形,CT 或 MRI 表现为侧脑室及第三脑室扩大而第四脑室形态正常(图 3-15)。MRI 矢状正中图像可清晰显示导水管狭窄及其形态。此外,侧脑室周围的长T1、长 T2 信号与间质水肿有关。MRI 检查可排除导水管周围、第三脑室后部或颅后窝病变所致脑积水。Chiari Ⅱ 型畸形及 Dandy-Walker 综合征可伴脑积水。正常脑室可生理性扩大,且随年龄增长而变化。早产儿常有轻度脑室扩大。

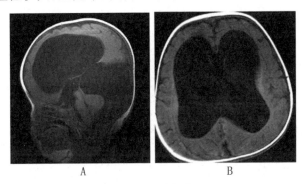

图 3-15　脑积水

A、B.矢状面及轴面 T1WI 显示侧脑室及第三脑室扩大,第三脑室前疝

第二节　脑血管疾病

一、高血压脑出血

(一)临床表现与病理特征

高血压脑动脉硬化为脑出血的常见原因,出血多位于幕上,小脑及脑干出血少见。患者多有明确病史,突然发病,出血量一般较多,幕上出血常见于基底核区,也可发生在其他部位。脑室内出血常与尾状核或基底神经节血肿破入脑室

有关,影像学检查显示脑室内血肿信号或密度,并可见液平面。脑干出血以脑桥多见,由动脉破裂所致,由于出血多,压力较大,可破入第四脑室。

(二)MRI表现

高血压动脉硬化所致脑内血肿的影像表现与血肿发生时间密切相关。对于早期脑出血,CT显示优于MRI。急性期脑出血,CT表现为高密度,尽管由于颅底骨性伪影使少量幕下出血有时难以诊断,但大多数脑出血可清楚显示,一般出血后6～8周,由于出血溶解,在CT表现为脑脊液密度。血肿的MRI信号多变,并受多种因素影响,除血红蛋白状态外,其他因素包括磁场强度、脉冲序列、红细胞状态、凝血块的时间、氧合作用等。

MRI的优点是可以观察出血的溶解过程。了解出血的生理学改变,是理解出血信号在MRI变化的基础。简单地说,急性出血由于含氧合血红蛋白及脱氧血红蛋白,在T1WI呈等至轻度低信号,在T2WI呈灰至黑色(低信号);亚急性期出血(一般指3天～3周)由于正铁血红蛋白形成,在T1WI及T2WI均呈高信号(图3-16)。随着正铁血红蛋白被巨噬细胞吞噬、转化为含铁血黄素,在T2WI可见在血肿周围形成一低信号环。以上出血过程的MRI特征,在高场强磁共振仪显像时尤为明显。

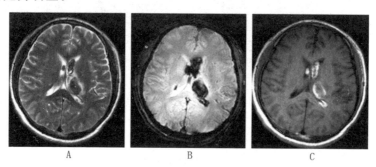

图3-16　脑出血

A.轴面T2WI;B.轴面梯度回波像;C.轴面T1WI;MRI显示左侧丘脑血肿,破入双侧侧脑室体部和左侧侧脑室枕角

二、超急性期脑梗死与急性脑梗死

(一)临床表现与病理特征

脑梗死是常见疾病,具有发病率、死亡率和致残率高的特点,严重威胁人类健康。伴随着脑梗死病理生理学的研究进展,特别是提出"半暗带"概念和开展超微导管溶栓治疗后,临床需要在发病的超急性期及时明确诊断,并评价缺血脑

组织血流灌注状态,以便选择最佳治疗方案。

MRI 检查是诊断缺血性脑梗死的有效方法。发生在 6 小时内的脑梗死称为超急性期脑梗死。梗死发生 4 小时后,由于病变区持续性缺血缺氧,细胞膜离子泵衰竭,发生细胞毒性脑水肿。6 小时后,血-脑屏障破坏,继而出现血管源性脑水肿,脑细胞出现坏死。1～2 周后,脑水肿逐渐减轻,坏死脑组织液化,梗死区出现吞噬细胞,清除坏死组织。同时,病变区胶质细胞增生,肉芽组织形成。8～10 周后,形成囊性软化灶。少数缺血性脑梗死在发病 24～48 小时后,可因血液再灌注,发生梗死区出血,转变为出血性脑梗死。

(二)MRI 表现

常规 MRI 用于诊断脑梗死的时间较早。但由于常规 MRI 特异性较低,往往需要在发病 6 小时以后才能显示病灶,而且不能明确病变的范围及半暗带大小,也无法区别短暂性脑缺血发作(TIA)与急性脑梗死,因此其诊断价值受限。随着 MRI 技术的发展,功能性磁共振检查提供了丰富的诊断信息,使缺血性脑梗死的诊断有了突破性进展。

在脑梗死超急性期,T2WI 上脑血管出现异常信号,表现为正常的血管流空效应消失。T1WI 增强扫描时,出现动脉增强的影像,这是最早的表现。它与脑血流速度减慢有关,此征象在发病 3～6 小时即可发现。血管内强化一般出现在梗死区域及其附近,皮质梗死较深部白质梗死更多见。基底核、丘脑、内囊、大脑脚的腔隙性梗死一般不出现血管内强化,大范围的脑干梗死有时可见血管内强化。

由于脑脊液的流动伪影及与相邻脑皮质产生的部分容积效应,常规 T2WI 不易显示位于大脑皮质灰白质交界处、岛叶及脑室旁深部脑白质的病灶,且不易鉴别脑梗死分期。FLAIR 序列由于抑制脑脊液信号,同时增加 T2 权重成分,背景信号减低,使病灶与正常组织的对比显著增加,易于发现病灶。FLAIR 序列的另一特点是可鉴别陈旧与新鲜梗死灶。陈旧与新鲜梗死灶在 T2WI 均为高信号。而在 FLAIR 序列,由于陈旧梗死灶液化,内含自由水,T1 值与脑脊液相似,故软化灶呈低信号,或低信号伴周围环状高信号;新鲜病灶含结合水,T1 值较脑脊液短,呈高信号。但 FLAIR 序列仍不能对脑梗死做出精确分期,同时对于 <6 小时的超急性期病灶,FLAIR 的检出率也较差。DWI 技术在脑梗死中的应用解决了这一问题。

DWI 对缺血改变非常敏感,尤其是超急性期脑缺血。脑组织急性缺血后,由于缺血、缺氧、Na^+-K^+-ATP 酶泵功能降低,导致钠水滞留,首先引起细胞毒性水肿，水分子弥散运动减慢，表现为 ADC 值下降，继而出现血管源性水肿，随后细胞溶解，最后形成软化灶。相应地在急性期 ADC 值先降低后逐渐回升，在亚急性期 ADC 值多数降低。DWI 图与 ADC 图的信号表现相反，在 DWI 弥散快（ADC 值高）的组织呈低信号，弥散慢（ADC 值低）的组织呈高信号。人脑发病后 2 小时即可在 DWI 发现直径 4 mm 的腔隙性病灶。急性期病例 T1WI 和 T2WI 均可正常，FLAIR 部分显示病灶，而在 DWI 均可见脑神经体征相对应区域的高信号。发病 6～24 小时后，T2WI 可发现病灶，但病变范围明显＜DWI，信号强度明显低于 DWI。发病 24～72 小时后，DWI 与 T1WI、T2WI、FLAIR 显示的病变范围基本一致。72 小时后进入慢性期，随诊观察到 T2WI 仍呈高信号，而病灶在 DWI 信号下降，且在不同病理进程中信号表现不同。随时间延长，DWI 信号继续下降，表现为低信号，此时 ADC 值明显升高。因此，DWI 不仅能对急性脑梗死定性分析，还可通过计算 ADC 与 rADC 值做定量分析，鉴别新鲜和陈旧脑梗死，评价疗效及预后。

DWI、FLAIR、T1WI、T2WI 敏感性比较：对于急性脑梗死，FLAIR 序列敏感性高，常早于 T1WI、T2WI 显示病变，此时 FLAIR 成像可取代常规 T2WI；DWI 显示病变更为敏感，病变与正常组织间的对比更高，所显示的异常信号范围均不同程度大于常规 T2WI 和 FLAIR 序列，因此 DWI 敏感性最高。但 DWI 空间分辨率相对较低，磁敏感性伪影影响显示颅底部病变（如颞极、额中底部、小脑），而 FLAIR 显示这些部位的病变较 DWI 清晰。DWI 与 FLAIR 技术在评价急性脑梗死病变中具有重要的临床价值，两者结合应用能准确诊断早期梗死，鉴别新旧梗死病灶，指导临床溶栓灌注治疗。

PWI 显示脑梗死病灶比其他 MRI 更早，且可定量分析 CBF。在大多数病例，PWI 与 DWI 表现存在一定差异。在超急性期，PWI 显示的脑组织血流灌注异常区域大于 DWI 的异常信号区，且 DWI 显示的异常信号区多位于病灶中心。缺血半暗带是指围绕异常弥散中心的周围正常弥散组织，它在急性期灌注减少，随病程进展逐渐加重。如不及时治疗，于发病几小时后，DWI 所示异常信号区域将逐渐扩大，与 PWI 所示血流灌注异常区域趋于一致，最后发展为梗死灶。同时应用 PWI 和 DWI，有可能区分可恢复性缺血脑组织与真正的脑梗死（图 3-17、图 3-18）。

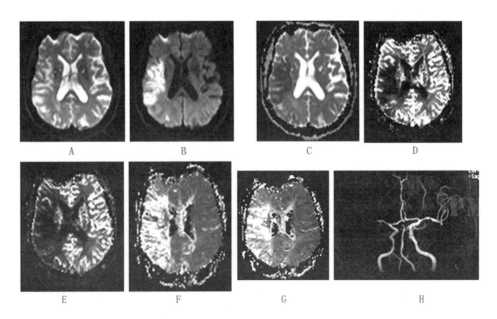

图 3-17 超急性期脑梗死

A.轴面 DWI(b＝0),右侧大脑中动脉分布区似见高信号;B.DWI(b＝1 500)显示右侧大脑中动脉分布区异常高信号;C.ADC 图显示相应区域低信号;D.PWI 显示 CBF 减低;E.PWI 显示 CBV 减低;F.PWI 显示 MTT 延长;G.PWI 显示 TTP 延长;H.MRA 显示右侧 MCA 闭塞

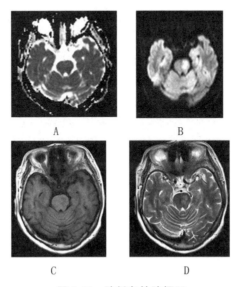

图 3-18 脑桥急性脑梗死

A.轴面 ADC 图未见明显异常信号;B.DWI 显示左侧脑桥异常高信号;C.轴面 T1WI,左侧脑桥似见稍低信号;D.在 T2WI,左侧脑桥可见稍高信号

MRS可区分水质子信号与其他化合物或原子中质子产生的信号,使脑梗死的研究达到细胞代谢水平。这有助于理解脑梗死的病理生理变化,早期诊断,判断预后和疗效。急性脑梗死^{31}P-MRS主要表现为PCr和ATP下降,Pi升高,同时pH降低。发病后数周^{31}P-MRS的异常信号改变可反映梗死病变不同演变的代谢状况。脑梗死发生24小时内,^{1}H-MRS显示病变区乳酸持续性升高,这与葡萄糖无氧酵解有关。有时可见NAA降低,或因髓鞘破坏出现Cho升高。

三、静脉窦闭塞

(一)临床表现与病理特征

脑静脉窦血栓是一种特殊类型的脑血管病,分为非感染性与感染性两大类。前者多由外伤、消耗性疾病、某些血液病、妊娠、严重脱水、口服避孕药等所致,后者多继发于头面部感染,以及化脓性脑膜炎、脑脓肿、败血症等疾病。主要临床表现为颅内高压,如头痛、呕吐、视力下降、视盘水肿、偏侧肢体无力、偏瘫等。

本病发病机制和病理变化不同于动脉血栓形成,脑静脉回流障碍和脑脊液吸收障碍是主要改变。若静脉窦完全阻塞并累及大量侧支静脉,或血栓扩展到脑皮质静脉时,出现颅内压增高和脑静脉、脑脊液循环障碍,导致脑水肿、出血、坏死。疾病晚期,严重的静脉血流淤滞和颅内高压将继发动脉血流减慢,导致脑组织缺血、缺氧,甚至梗死。因此,临床表现多样性是病因及病期不同、血栓范围和部位不同,以及继发脑内病变综合作用的结果。

(二)MRI表现

MRI诊断静脉窦血栓有一定优势,一般不需增强扫描。MRV可替代DSA检查。脑静脉窦血栓最常发生于上矢状窦,根据形成时间长短,MRI表现复杂多样(图3-19),给诊断带来一定困难。急性期静脉窦血栓通常在T1WI呈中等或明显高信号,T2WI显示静脉窦内极低信号,而静脉窦壁呈高信号。随着病程延长,T1WI及T2WI均呈高信号;有时在T1WI,血栓边缘呈高信号,中心呈等信号,这与脑内血肿的演变一致。T2WI显示静脉窦内流空信号消失,随病程发展甚至萎缩、闭塞。

需要注意,缩短TR时间可使正常人脑静脉窦在T1WI信号增高,与静脉窦血栓混淆。由于磁共振的流入增强效应,在T1WI正常人脑静脉窦可由流空信号变为明亮信号,与静脉窦血栓表现相同。另外,血流缓慢可使静脉窦信号强度增高;颞静脉存在较大逆流,可使部分发育较小的横窦呈高信号;乙状窦和颈静脉球内的涡流也常在 SE 图像呈高信号。因此,对于疑似病例,应通过延长 TR 时间、改变扫描层面,以及 MRV 检查进一步鉴别。

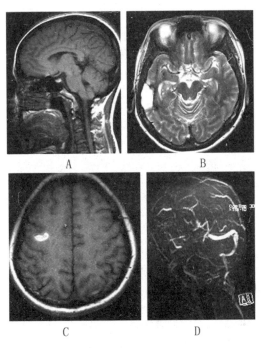

图 3-19　静脉窦闭塞

A.矢状面 T1WI 显示上矢状窦中后部异常信号;B.轴面 T2WI 显示
右颞部长 T2 信号,周边见低信号(含铁血红素沉积);C.轴面 T1WI
显示右额叶出血灶;D.MRV 显示上矢状窦、右侧横窦及乙状窦闭塞

　　MRV 可反映脑静脉窦的形态和血流状态,对诊断静脉窦血栓具有一定优势。静脉窦血栓的直接征象为受累静脉窦闭塞、不规则狭窄和充盈缺损。由于静脉回流障碍,常见脑表面及深部静脉扩张、静脉血淤滞及侧支循环形成。但是,当存在静脉窦发育不良时,MRI 及 MRV 诊断本病存在困难。对比剂增强 MRV 可得到更清晰的静脉图像,弥补这方面的不足。大脑除了浅静脉系统,还有深静脉系统。后者由 Galen 静脉和基底静脉组成。增强 MRV 显示深静脉比 MRV 更清晰。若 Galen 静脉形成血栓,可见局部引流区域(如双侧丘脑、尾状核、壳核、苍白球)水肿,侧脑室扩大。一般认为 Monro 孔梗阻由水肿造成,而非静脉压升高所致。

四、动脉瘤

(一)临床表现与病理特征

脑动脉瘤是脑动脉的局限性扩张,发病率较高。患者主要症状有出血、局灶性神经功能障碍、脑血管痉挛等。绝大多数囊性动脉瘤是先天性血管发育不良和后天获得性脑血管病变共同作用的结果,此外,创伤和感染也可引起动脉瘤,高血压、吸烟、饮酒、滥用可卡因、避孕药、某些遗传因素也被认为与动脉瘤形成有一定关系。

动脉瘤破裂危险因素包括瘤体大小、部位、形状、多发、性别、年龄等。瘤体大小是最主要因素,基底动脉末端动脉瘤最易出血,高血压、吸烟、饮酒增加破裂危险性。32%～52%的蛛网膜下腔出血为动脉瘤破裂引起。治疗时机不同,治疗方法、预后和康复差别很大。对于未破裂的动脉瘤,目前主张早期诊断及早期外科手术。

(二)MRI表现

动脉瘤在MRI呈边界清楚的低信号,与动脉相连。血栓形成后,动脉瘤可呈不同信号强度(图3-20),据此可判断血栓的范围、瘤腔的大小及是否并发出血。瘤腔多位于动脉瘤的中央,呈低信号,如血液滞留可呈高信号。血栓因血红蛋白代谢阶段不同,其信号也不同。

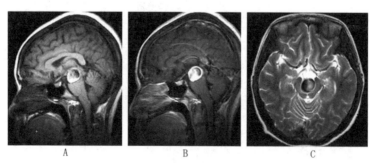

图3-20　基底动脉动脉瘤

A.矢状面T1WI显示脚间池圆形混杂信号,可见流动伪影;B.增强T1WI
可见动脉瘤瘤壁强化明显;C.轴面T2WI显示动脉瘤内混杂低信号

动脉瘤破裂时常伴蛛网膜下腔出血。两侧大脑间裂的蛛网膜下腔出血常与前交通动脉瘤破裂有关,外侧裂的蛛网膜下腔出血常与大脑中动脉动脉瘤破裂有关,第四脑室内血块常与小脑后下动脉瘤破裂有关,第三脑室或双侧侧脑室内血块常与前交通动脉瘤和大脑中动脉动脉瘤破裂有关。

五、血管畸形

(一)临床表现与病理特征

血管畸形与胚胎发育异常有关,包括动静脉畸形、毛细血管扩张症、海绵状血管瘤(最常见的隐匿性血管畸形)、脑静脉畸形或静脉瘤等。各种脑血管畸形中,动静脉畸形最常见,为迂曲扩张的动脉直接与静脉相连,中间没有毛细血管。畸形血管团大小不等,多发于大脑中动脉系统,幕上多于幕下。由于动静脉畸形存在动静脉短路,使局部脑组织呈低灌注状态,形成缺血或梗死。畸形血管易破裂,引起自发性出血。临床表现为癫痫发作、血管性头痛、进行性神经功能障碍等。

(二)MRI 表现

脑动静脉畸形时,MRI 显示脑内流空现象,即低信号环状或线状结构(图 3-21),代表血管内高速血流。在注射 Gd 对比剂后,高速血流的血管通常不增强,而低速血流的血管往往明显增强。GRE 图像有助于评价血管性病变。CT 可见形态不规则、边缘不清楚的等或高密度点状、弧线状血管影,钙化。

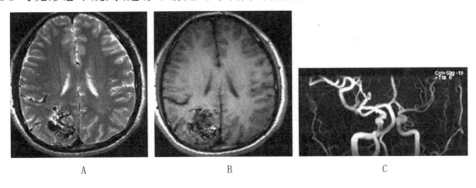

A   B   C

图 3-21　动静脉畸形

A.轴面 T2WI 显示右顶叶混杂流空信号及增粗的引流静脉;B.轴面 T1WI
显示团状混杂信号;C.MRA 显示异常血管团、供血动脉、引流静脉

中枢神经系统的海绵状血管瘤并不少见。典型 MRI 表现为,在 T1WI 及 T2WI,病变呈高信号或混杂信号,部分病例可见桑葚状或网络状结构;在 T2WI,病灶周边由低信号的含铁血黄素构成。在 GRE 图像,因磁敏感效应增加,低信号更明显,可以提高小海绵状血管瘤的检出率。MRI 的诊断敏感性、特异性及对病灶结构的显示均优于 CT。部分海绵状血管瘤具有生长趋势,MRI 随诊可了解其演变情况。毛细血管扩张症也是脑出血的原因之一。CT 扫描及

常规血管造影时,往往为阴性结果。MRI 检查显示微小灶性出血,提示该病;由于含有相对缓慢的血流,注射对比剂后可见病灶增强。

脑静脉畸形或静脉瘤较少引起脑出血,典型 MRI 表现为注射 Gd 对比剂后,病灶呈"水母头"样,经中央髓静脉引流(图 3-22)。合并海绵状血管瘤时,可有出血表现。注射对比剂前,较大的静脉分支在 MRI 呈流空低信号。有时,质子密度像可见线样高或低信号。静脉畸形的血流速度缓慢,MRA 成像时如选择恰当的血流速度,常可显示病变。血管造影检查时,动脉期表现正常,静脉期可见扩张的髓静脉分支。

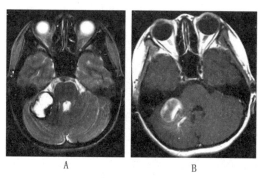

图 3-22　静脉畸形

A.轴面 T2WI 显示右侧小脑异常高信号,周边有含铁血黄素沉积(低信号环);

B.轴面 T1WI 增强扫描,可见团状出血灶及"水母头"样静脉畸形

第三节　脑白质病

脑白质病可分为髓鞘形成异常和脱髓鞘病两大部分。在此分述如下。

髓鞘形成异常是一组髓鞘形成障碍的疾病,其原因包括染色体先天缺陷或某些特异酶缺乏,导致正常代谢障碍,神经髓鞘不能正常形成。与脱髓鞘疾病不同,髓鞘形成异常通常不伴有特异性炎性反应,而且病变范围广泛、弥漫。该组疾病包括中枢神经系统海绵状变性、异染性脑白质营养不良及先天性皮质外轴索再生障碍症等异常。

一、中枢神经系统海绵状变性

(一)临床表现与病理特征

本病又称 Canavan-van Bogaert 病、脑白质海绵状硬化症。是一种较罕见的家族遗传性疾病,呈常染色体隐性遗传。以犹太人多见。病理改变为慢性脑水肿、广泛的空泡形成、大脑白质海绵状变性。以皮质下白质及深部灰质受累为主,中央白质相对较轻。髓磷脂明显缺失。星形细胞肿胀、增生。临床表现为出生后 10 个月内起病,以男婴多见,发病迅速,肢体松弛,举头困难,而后肌张力增高,去大脑强直与抽搐发作,视神经萎缩及失明。稍大儿童可有巨脑。常在 2～3 岁时死亡。5 岁以后发病以智力障碍为主,可有小脑性共济失调。

(二)MRI 表现

MRI 显示大脑白质长 T1、长 T2 异常信号,广泛、弥漫、对称,不强化。头颅巨大、颅缝分开。晚期脑萎缩,脑室扩大。

二、肾上腺脑白质营养不良

(一)临床表现与病理特征

本病又称性连锁遗传谢尔德病。为染色体遗传的过氧化物酶体病变。由于全身性固醇或饱和极长链脂肪酸在细胞内异常堆积,致使脑和肾上腺发生器质与功能性改变。由于是在髓鞘形成以后又被破坏,严格讲本病属于脱髓鞘病变。病理检查见大脑白质广泛性、对称性脱髓鞘改变,由枕部向额部蔓延,以顶颞叶变化为著。可累及胼胝体,但皮质下弓形纤维往往不被侵及。脱髓鞘区可见许多气球样巨噬细胞,经 Sudan Ⅳ 染色为橘红色。血管周围呈炎性改变,并可有钙质沉积。电镜下,巨噬细胞、胶质细胞内有特异性的层状胞质含体。肾上腺萎缩及发育不全可同时存在。晚期,脑白质广泛减少,皮质萎缩,脑室扩大。

根据发病年龄及遗传染色体不同分为 3 种类型。①儿童型:最常见。为 X 性连锁隐性遗传。仅见于男性,通常在 4～8 岁发病。表现为行为改变、智力减退及视觉症状,可有肾上腺功能不全症状(异常皮肤色素沉着)。病程进行性发展,发病后数年内死亡。②成人型:较常见。属性染色体隐性遗传,见于 20～30 岁男性。病程长,有肾上腺功能不全、性腺功能减退,小脑共济失调和智力减退。③新生儿型:为常染色体隐性遗传。于出生后 4 个月内出现症状。临床表现有面部畸形、肌张力减低及色素性视网膜炎。精神发育迟缓,常有癫痫发作。一般在 2 岁前死亡。

(二)MRI 表现

顶枕叶白质首先受累,继之向前累及颞、顶、额叶白质。有时累及胼胝体压部及小脑。病灶周边可有明显强化。经与病理对照发现,这种周边强化实际上代表炎性活动,而疾病后期的无强化,则反映完全性髓鞘结构丧失。在T2WI,双侧枕叶白质内可见片状高信号,并向视放射及胼胝体压部扩展(图3-23)。在部分病例,病变可通过内囊,外囊及半卵圆中心向前发展,但较少累及皮质下弓状纤维。偶有病变最先发生在额叶,并由前向后发展。在成人型病例,MRI表现无特异性,可见白质内长T1、长T2局灶性异常信号,可有轻度脑萎缩。

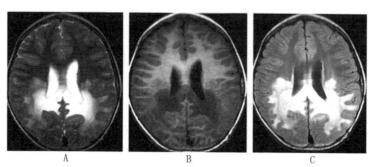

图 3-23　肾上腺脑白质营养不良

A、B.轴面 T2WI 及 T1WI 显示双侧颞后枕叶对称性片状长 T1、长
T2 信号,胼胝体受累;C.轴面 FLAIR 像显示病变白质为高信号

三、类球状脑白质营养不良

(一)临床表现与病理特征

本病又称 Krabbe 病,属于溶酶体异常,为常染色体隐性遗传疾病。由于β-半乳糖苷酶缺乏,使脑苷酯类代谢障碍,导致髓鞘形成不良。病理检查见大脑髓质广泛而对称性的缺乏髓鞘区,轴索常受累,并可累及小脑及脊髓,病变区星形胶质细胞增生明显,其特征性改变为在白质小血管周围常见丛集的所谓类球状细胞。这种细胞为体积较大的多核类上皮细胞,胞体内含大量脑苷酯类物质。发病有家族遗传史,首发症状见于生后2～6个月(婴儿型)。临床表现为发育迟缓、躁动、过度兴奋、痉挛状态。检查可见痴呆、视神经萎缩、皮质盲、四肢痉挛性瘫痪。一般在3～5年内死亡。偶有晚发型。

(二)MRI表现

在疾病早期,丘脑、尾状核、脑干、小脑和放射冠可见对称性弥漫性长 T2 异常信号。中期可见室周斑状异常信号。晚期呈弥漫性脑白质萎缩。

四、异染性脑白质营养不良

(一)临床表现与病理特征

本病又称脑硫脂沉积病、异染性白质脑病。为常染色体隐性遗传疾病,脑脂质沉积病之一。因芳香基硫酸酯酶A缺乏,导致硫脂在巨噬细胞和胶质细胞内的异染颗粒里异常沉积而发病。病理改变为大脑半球、脑干及小脑白质内广泛脱髓鞘,以少枝胶质细胞脱失明显。用甲苯胺蓝染色可见颗粒状的红黑色异染物质广泛分布。临床表现可根据发病年龄分为以下四型:①晚期婴儿型:最常见,1~2岁时开始不能维持正常姿势,肌张力下降,运动减少,以后智力减退,由弛缓型瘫痪转为痉挛性瘫痪,并可有小脑共济失调、眼震、视神经萎缩、失语,逐渐去脑强直、痴呆,多于5岁前死于继发感染;②少年型:于4~5岁起病,进展缓慢,常有人格改变及精神异常;③婴儿型:生后6个月内发病,又称Austin病;④成人型:16岁后发病。

(二)MRI表现

不具特异性。MRI显示脑白质内弥漫性融合性长T1、长T2信号(图3-24)。早期病变以中央白质区为主,并累及胼胝体。晚期累及皮质下白质,脑萎缩。无强化,无占位效应。

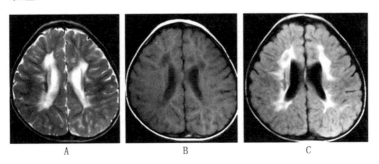

图3-24 异染性脑白质营养不良

A、B.轴面T2WI及T1WI显示双侧室旁片状长T1、长T2信号;C.轴面FLAIR像显示双侧室旁高信号病变

五、多发性硬化(MS)

(一)临床表现与病理特征

MS是一种慢性进行性疾病,特征是在大脑及脊髓发生多处播散的脱髓鞘斑块,从而引起多发性与变化不一的神经症状与体征,且有反复加重与缓解的特

点。病因不清,可能与自身免疫反应或慢性病毒感染有关。病理检查见散在的脱髓鞘斑块或小岛,少突胶质细胞破坏,伴有血管周围炎症。病变主要发生于白质内,尤其是脑室周围、视神经、脊髓侧柱与后柱(颈胸段常发生)、中脑、脑桥、小脑也受累。大脑皮质及脊髓灰质也有病变。早期,神经细胞体及轴突可保持正常;晚期,轴突破坏,特别是长神经束轴突,继而胶质纤维增生,表现为"硬化"。不同时期病灶可同时存在。

MS 多见于 20～40 岁,女性多于男性。部分病例发病前有受寒、感冒等诱因及前驱症状。症状特点是多灶性及各病灶性症状此起彼伏,恶化与缓解相交替。按主要损害部位可分为脊髓型、脑干小脑型及大脑型。①脊髓型,最常见,主要为脊髓侧束、后束受损的症状,有时可呈脊髓半侧损害或出现脊髓圆锥、前角病损的症状,脊髓某一节段受到大的硬化斑或多个融合在一起的硬化斑破坏时,可出现横贯性脊髓损害征象;②脑干或脑干小脑型,也较常见,病损部位主要在脑干与小脑,脑干以脑桥损害多见,临床表现包括 Charcot 征、运动障碍、感觉障碍以及脑神经损害,后者以视神经损害最常见;③大脑型,少见,根据病变部位及病程早晚,可有癫痫发作、运动障碍及精神症状。

(二)MRI 表现

MS 斑块常见部位包括脑室周围、胼胝体、小脑、脑干和脊髓。MRI 显示 MS 的早期脱髓鞘病变优于 CT,敏感度超过 85%。FLAIR 序列,包括增强后 FLAIR 序列,是目前显示 MS 斑块最有效的 MR 序列之一。MS 斑块呈圆形或卵圆形,在 T2 FLAIR 序列呈高信号,在 T1WI 呈等或低信号。注射对比剂后增强扫描时,活动性病灶表现为实性或环状强化(图 3-25),而非活动性病灶往往不强化。对于不典型病例,需要综合临床表现、免疫生化及影像检查结果,方可正确诊断。

六、弥漫性硬化

(一)临床表现与病理特征

本病又称 Schilder 病,是一种罕见的脱髓鞘疾病。常见于儿童,故也称儿童型多发性硬化。病理改变为大脑白质广泛性脱髓鞘,呈弥漫不对称分布,常为一侧较明显。病变多由枕叶开始,逐渐蔓延至顶叶、颞叶与额叶,或向对侧扩展。白质髓鞘脱失由深至浅融合成片,可累及皮质。脑干、脊髓也可见脱髓鞘后形成的斑块。晚期因髓质萎缩出现第三脑室及侧脑室扩大,脑裂、脑池增宽。

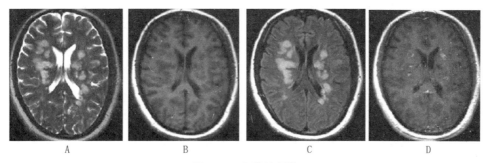

图 3-25　多发性硬化

A、B.轴面 T2WI 及 T1WI 显示双侧室旁白质内多发的斑块状长 T1、长 T2 异常信号；C.轴面 FLAIR 像显示双侧室旁白质内高信号病灶更明显；D.轴面增强 T1WI 显示斑点和斑片状强化病灶

患者多在 10 岁前发病，起病或急或缓。根据受累部位不同出现不同症状。枕叶症状：从同侧偏盲至全盲，从视力减退至失明，瞳孔功能与眼底常无改变；顶颞叶症状：失听、失语、失用与综合感觉障碍；额叶症状：智力低下、情感不稳、行为幼稚。也可出现四肢瘫或偏瘫，癫痫大发作或局限性运动性发作。

（二）MRI 表现

病灶大多位于枕叶，表现为长 T2 异常信号；在 T1WI，病灶可为低信号、等信号或高信号；注射对比剂后病灶边缘可强化。病变晚期主要表现为脑萎缩。

七、急性播散性脑脊髓炎

（一）临床表现与病理特征

常发生于病毒感染（如麻疹、风疹、天花、水痘、腮腺炎、百日咳、流感）或细菌感染（如猩红热）之后，也可发生于接种疫苗（如狂犬病、牛痘）之后。病理改变为脑与脊髓广泛的炎性脱髓鞘反应，以白质中小静脉周围的髓鞘脱失为特征。病变区血管周围有炎性细胞浸润、充血、水肿，神经髓鞘肿胀、断裂及脱失，形成点状软化坏死灶，并可融合为大片软化坏死区，可有胶质细胞增生。病灶主要位于白质，但也可损及灰质与脊神经根。临床急性起病，儿童及青壮年多发，发病前 1～2 周有感染或接种史。首发症状多为头痛、呕吐，体温可再度升高。中枢神经系统受损广泛，出现大脑、脑干、脑膜及脊髓症状与体征。

（二）MRI 表现

双侧大脑半球可见广泛弥散的长 T1、长 T2 异常信号，病灶边界清楚，可累及基底核区及灰质。急性期因水肿使脑室受压、变小。注射对比剂后，病灶无强化,或呈斑片状、环状强化。较大孤立强化病灶的影像表现可类似肿瘤,应结合病史进行鉴别。晚期灰白质萎缩,脑沟裂及脑室增宽。

八、胼胝体变性

(一)临床表现与病理特征

本病又称 Marchiafava-Bjgnami 病。病因不清。最早报道发生于饮红葡萄酒的意大利中老年人。但无饮酒嗜好者也可发生。病理改变特征为胼胝体中央部脱髓鞘,坏死及软化灶形成。病变也可侵及前、后联合或其他白质区。病灶分布大致对称,病灶周边结构保持完好。临床表现为局限性或弥漫性脑部受损症状及体征,如进行性痴呆,震颤、抽搐等。病情渐进发展无缓解,对各种治疗无明显反应。一般数年内死亡。

(二)MRI 表现

特征性 MRI 表现为胼胝体内长 T1、长 T2 异常信号(图 3-26),边界清楚、局限。注射对比剂后病变区可强化。病变常累及脑室额角前白质,表现为长 T1、长 T2 异常信号区。晚期胼胝体萎缩。

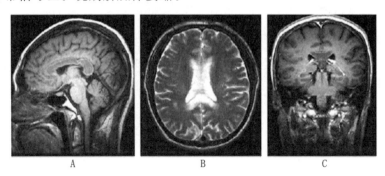

图 3-26　胼胝体变性

A、B.矢状面 T1WI 及轴面 T2WI 显示胼胝体长 T1、长 T2 异常
信号;C.冠状面增强 T1WI 显示胼胝体病变无明显强化

九、脑桥中央髓鞘溶解症

(一)临床表现与病理特征

本病可能与饮酒过度、营养不良以及电解质或酸碱平衡紊乱(特别是快速纠正的低血钠)有关。病理改变为以脑桥基底的中央部开始的髓鞘溶解,并呈离心性扩散,神经细胞及轴索可不受损害,神经纤维束之间存在巨噬细胞,其作用为吞噬溶解的髓鞘及脂肪颗粒。病变严重者,整个脑桥均受累,并可累及中脑及脑

桥外结构,如内囊、丘脑、基底核、胼胝体及半卵圆中心。典型患者为中年酒徒。此外,本病也可发生于患恶性肿瘤、慢性肺部疾病或慢性肾衰竭者。患者多表现为严重的代谢障碍,脑神经麻痹及长束征。病程进展很快,存活率低。

(二)MRI 表现

MRI 在检出脑桥病灶、评估轴索(皮质脊髓束)保留以及发现脑桥外病灶方面均优于 CT。在 T2WI,病变呈高信号,无占位效应。在 T1WI,脑桥中心部呈低信号区,脑桥边缘仅剩薄薄的一层(图 3-27)。通常不累及被盖部。有时可见中脑、丘脑和基底核受累。病灶强化表现多变,可无强化或轻度环状强化。病变后期脑桥萎缩。

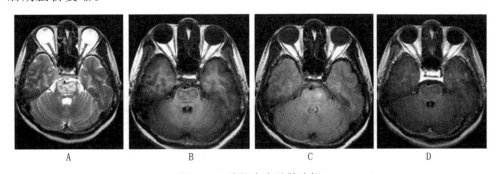

图 3-27　脑桥中央髓鞘溶解

A、B.轴面 T2WI 及 T1WI 显示脑桥片状不均匀稍长 T1、稍长 T2 信号;C.轴面
FLAIR 像显示脑桥病灶为稍高信号;D.轴面增强 T1WI 显示脑桥病灶强化不明显

第四节　颅 脑 外 伤

一、硬膜外血肿

(一)临床表现与病理特征

硬膜外血肿位于颅骨内板与硬脑膜之间,约占外伤性颅内血肿的 30%。出血来源包括:脑膜中动脉,脑膜中动脉经棘孔入颅后,沿着颅骨内板的脑膜中动脉沟走行,在翼点分两支,均可破裂出血;上矢状窦或横窦,骨折线经静脉窦致出血;障静脉或导血管,颅骨板障内有网状板障静脉和穿透颅骨导血管,损伤后出

血沿骨折线流入硬膜外形成血肿;膜前动脉和筛前、筛后动脉;膜中静脉。

急性硬膜外血肿患者常有外伤史,临床容易诊断。慢性硬膜外血肿较少见,占 3.5%～3.9%。其发病机制、临床表现及影像征象与急性血肿有所不同。临床表现以慢性颅内压增高症状为主,症状轻微而持久,如头痛、呕吐及视盘水肿。通常无脑局灶定位体征。

(二)MRI 表现

头颅 CT 是最快速、最简单、最准确的诊断方法。其最佳征象为高密度双凸面脑外占位。在 MRI 可见血肿与脑组织之间的细黑线,即移位的硬脑膜(图 3-28)。急性期硬膜外血肿在多数序列与脑皮质信号相同。

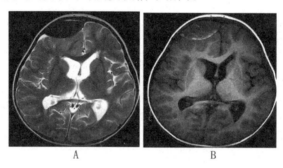

图 3-28 硬膜外血肿

A、B.轴面 T2WI 及 T1WI 显示右额硬膜外双凸状异常信号,其内
可见液平面,右额皮质受压明显

(三)鉴别诊断

包括脑膜瘤、转移瘤及硬膜结核瘤。脑膜瘤及硬膜结核瘤均可见明显强化的病灶,而转移瘤可能伴有邻近颅骨病变。

二、硬膜下血肿

(一)临床表现与病理特征

硬膜下血肿发生于硬脑膜和蛛网膜之间,是最常见的颅内血肿。常由直接颅脑外伤引起,间接外伤亦可。1/3～1/2 为双侧性血肿。外伤撕裂了横跨硬膜下的桥静脉,导致硬膜下出血。

依照部位不同及进展快慢,临床表现多样。慢性型自外伤到症状出现之间有一静止期,多由皮质小血管或矢状窦房桥静脉损伤所致。血液流入硬膜下间隙并自行凝结。因出血量少,此时可无症状。3 周以后血肿周围形成纤维囊壁,血肿逐渐液化,蛋白分解,囊内渗透压增高,脑脊液渗入囊内,致血肿体积增大,压迫脑组织而出现症状。

(二)MRI 表现

CT 诊断主要根据血肿形态、密度及一些间接征象。一般表现为颅骨内板下新月形均匀一致高密度。有些为条带弧状或梭形混合性硬膜外、下血肿,CT 无法分辨。MRI 在显示较小硬膜下血肿和确定血肿范围方面更具优势。冠状面、矢状面 MRI 有助于检出位于颞叶之下中颅凹内血肿、头顶部血肿、大脑镰及靠近小脑幕的血肿(图 3-29)。硬膜在 MRI 呈低信号,有利于确定血肿在硬膜下或是硬膜外。在 FLAIR 序列,硬膜下血肿表现为条弧状、月牙状高信号,与脑回、脑沟分界清楚。

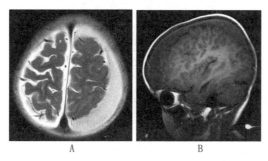

A   B

图 3-29　硬膜下血肿

A.轴面 T2WI;B.矢状面 T1WI 显示左侧额顶骨板下新月形血肿信号

(三)鉴别诊断

主要包括硬膜下水瘤,硬膜下渗出及由慢性脑膜炎、分流术后、低颅压等所致硬脑膜病。

三、外伤性蛛网膜下腔出血

(一)临床表现与病理特征

本病系颅脑损伤后由于脑表面血管破裂或脑挫伤出血进入蛛网膜下腔,并积聚于脑沟、脑裂和脑池。因患者年龄、出血部位、出血量多少不同,临床表现各异。轻者可无症状,重者昏迷。绝大多数病例外伤后数小时内出现脑膜刺激征,表现为剧烈头痛、呕吐、颈项强直等。少数患者早期可出现精神症状。腰椎穿刺脑脊液检查可确诊。

相关病理过程包括:血液流入蛛网膜下腔使颅内体积增加,引起颅内压升高;血性脑脊液直接刺激脑膜致化学性脑膜炎;血性脑脊液直接刺激血管或血细胞产生多种血管收缩物质,引起脑血管痉挛,导致脑缺血、脑梗死。

(二)MRI 表现

CT 可见蛛网膜下腔高密度,多位于大脑外侧裂、前纵裂池、后纵裂池、鞍上池和环池。但 CT 阳性率随时间推移而减少,外伤 24 小时内 95% 以上,1 周后不足 20%,2 周后几乎为零。而 MRI 在亚急性和慢性期可以弥补 CT 的不足(图 3-30)。在 GRE T2WI,蛛网膜下腔出血呈沿脑沟分布的低信号。本病急性期在常规 T1WI、T2WI 无特异征象,在 FLAIR 序列则显示脑沟、脑裂、脑池内条弧线状高信号。

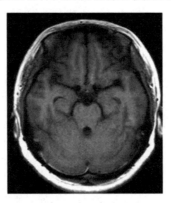

图 3-30　蛛网膜下腔出血

轴面 T1WI 显示颅后窝蛛网膜下腔线样高信号

四、弥漫性轴索损伤

(一)临床表现与病理特征

脑弥漫性轴索损伤(DAI)又称剪切伤,是重型闭合性颅脑损伤病变,临床症状重,死亡率和致残率高。病理改变包括轴索微胶质增生和脱髓鞘改变,伴有或不伴有出血。因神经轴索折曲、断裂,轴浆外溢而形成轴索回缩球,可伴有微胶质细胞簇形成。脑实质胶质细胞不同程度肿胀、变形,血管周围间隙扩大。毛细血管损伤造成脑实质和蛛网膜下腔出血。

DAI 患者表现为意识丧失和显著的神经学损害。大多数在伤后立即发生原发性持久昏迷,无间断清醒期或清醒期短。昏迷的主要原因是广泛性大脑轴索损伤,使皮质与皮质下中枢失去联系,故昏迷时间与轴索损伤的数量和程度有关。临床上将 DAI 分为轻、中、重 3 型。

(二)MRI 表现

CT 见脑组织弥漫性肿胀,灰白质分界不清,其交界处有散在斑点状高密度出血灶,伴有蛛网膜下腔出血。脑室、脑池受压变小,无局部占位征象。MRI 特征如下。①弥漫性脑肿胀：双侧大脑半球皮髓质交界处出现模糊不清的长 T1、长 T2 信号，在 FLAIR 序列呈斑点状不均匀中高信号。脑组织呈饱满状，脑沟、裂、池受压变窄或闭塞，且为多脑叶受累。②脑实质出血灶：单发或多发，直径多<2.0 cm，均不构成血肿，无明显占位效应。主要分布于胼胝体周围、脑干上端、小脑、基底核区及皮髓质交界部。在急性期呈长 T1、短 T2 信号（图 3-31），在亚急性期呈短 T1、长 T2 信号，在 FLAIR 呈斑点状高信号。③蛛网膜下腔和/或脑室出血：蛛网膜下腔出血多见于脑干周围，尤其是四叠体池、环池，以及幕切迹和/或侧脑室、第三脑室。在出血超急性期或急性期，平扫 T1WI、T2WI 显示欠佳，但在亚急性期，呈短 T1、长 T2 信号，在 FLAIR 呈高信号。④合并其他损伤：DAI 可合并硬膜外、硬膜下血肿，颅骨骨折。

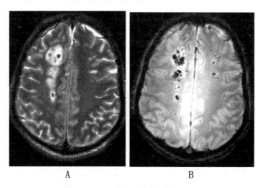

图 3-31　弥漫性轴索损伤

A.轴面 T2WI 显示双额灰白质交界区片状长 T2 异常信号，混杂有点状出血低信号；B.轴面 GRE 像显示更多斑点状出血低信号

(三)鉴别诊断

1.DAI 与脑挫裂伤鉴别

前者出血部位与外力作用无关，出血好发于胼胝体、皮髓质交界区、脑干及小脑等处，呈类圆形或斑点状，直径多<2.0 cm；后者出血多见于着力或对冲部位，呈斑片状或不规则形，直径可>2.0 cm，常累及皮质。

2.DAI 与单纯性硬膜外、硬膜下血肿鉴别

DAI 合并的硬膜外、下血肿表现为"梭形"或"新月形"稍高信号，但较局限，占位效应不明显。可能与其出血量较少和弥漫性脑肿胀有关。

五、脑挫裂伤

(一)临床表现与病理特征

脑挫裂伤是最常见的颅脑损伤之一。脑组织浅层或深层有散在点状出血伴静脉淤血,并脑组织水肿者为脑挫伤,凡有软脑膜、血管及脑组织断裂者称脑裂伤,两者习惯上统称脑挫裂伤。挫裂伤部位以直接接触颅骨粗糙缘的额颞叶多见。脑挫裂伤病情与其部位、范围和程度有关。范围越广、越接近颞底,临床症状越重,预后越差。

(二)MRI 表现

MRI 征象复杂多样,与挫裂伤后脑组织出血、水肿及液化有关。对于出血性脑挫裂伤(图 3-32),随着血肿内的血红蛋白演变,即含氧血红蛋白→去氧血红蛋白→正铁血红蛋白→含铁血黄素,病灶的 MRI 信号也随之变化。对于非出血性脑损伤病灶,多表现为长 T1、长 T2 信号。由于脑脊液流动伪影,或与相邻脑皮质产生部分容积效应,位于大脑皮质、灰白质交界处的病灶不易显示,且难鉴别水肿与软化。FLAIR 序列抑制自由水,显示结合水,在评估脑挫裂伤时,对确定病变范围、检出重要功能区的小病灶、了解是否合并蛛网膜下腔出血有重要的临床价值。

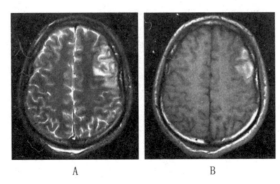

A   B

图 3-32 脑挫裂伤

A、B.轴面 T2WI 及 T1WI 显示左额叶不规则形长 T2 混杂信号及短 T1 出血信号

第五节 颅脑肿瘤

一、星形细胞瘤

(一)临床表现与病理特征

神经胶质瘤是中枢神经系统最常见的原发性肿瘤,约占脑肿瘤的 40%,呈

浸润性生长,预后差。在胶质瘤中,星形细胞瘤最常见,约占 75%,幕上多见。按照 WHO 肿瘤分类标准,星形细胞瘤分为Ⅰ级、Ⅱ级、Ⅲ级(间变型)、Ⅳ级(多形性胶质母细胞瘤)。

(二)MRI 表现

星形细胞瘤的恶性程度和分级不同,MRI 征象也存在差异。低度星形细胞瘤边界多较清晰,信号较均匀,水肿及占位效应轻,出血少见,无强化或强化不明显。高度恶性星形细胞瘤边界多模糊,信号不均匀,水肿及占位效应明显,出血相对多见,强化明显(图 3-33、图 3-34)。高、低度恶性星形细胞瘤的信号强度虽有一定差异,但无统计学意义。常规 T1WI 增强扫描能反映血-脑屏障破坏后对比剂在组织间隙的聚集程度,并无组织特异性。血-脑屏障破坏的机制是肿瘤破坏毛细血管,或病变组织血管由新生的异常毛细血管组成。肿瘤强化与否,在反映肿瘤血管生成方面有一定的局限性。

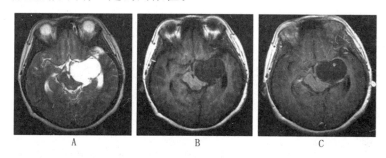

图 3-33 星形细胞瘤(1)

A、B.轴面 T2WI 及 T1WI 显示左侧颞叶内侧团状长 T2、长 T1 异常信号,边界清晰,相邻脑室颞角及左侧中脑大脑脚受压;C.增强扫描 T1WI 显示肿瘤边缘线样强化

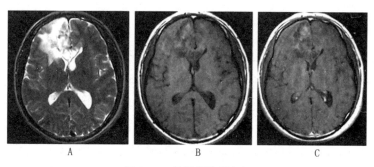

图 3-34 星形细胞瘤(2)

A、B.轴面 T2WI 及 T1WI 显示右侧额叶及胼胝体膝部混杂异常信号,周边可见水肿,右侧脑室额角受压;C.增强扫描 T1WI 显示肿瘤不均匀强化

虽然常规 MRI 对星形细胞瘤的诊断准确率较高,有助于制订治疗方案,但仍有局限性。因治疗方法的选择,应以病理分级不同而异。一些新的扫描序列,如 DWI、PWI、MRS 等,有可能对星形细胞瘤的诊断、病理分级、预后及疗效做出更准确的评价。

PWI 可评价血流的微循环,即毛细血管床的血流分布特征。PWI 是在活体评价肿瘤血管生成最可靠的方法之一,可对星形细胞瘤的术前分级及肿瘤侵犯范围提供有价值信息。胶质母细胞瘤和间变胶质瘤实质部分的相对脑血流容积(rCBV)明显高于Ⅰ、Ⅱ级星形细胞瘤。

MRS 利用 MR 现象和化学位移作用,对一系列特定原子核及其化合物进行分析,是目前唯一无损伤性研究活体组织代谢、生化变化及对化合物定量分析的方法。不同的脑肿瘤,由于组成成分不同、细胞分化程度不同、神经元破坏程度不同,MRS 表现存在差异。MRS 对星形细胞瘤定性诊断和良恶性程度判断具有一定特异性。

二、胶质瘤病

(一)临床表现与病理特征

为一种颅内少见疾病,主要临床症状有头痛、记忆力下降、性格改变及精神异常,病程数周至数年不等。病理组织学特点是胶质瘤细胞(通常为星形细胞)在中枢神经系统内弥漫性过度增生,病变沿血管及神经轴突周围浸润性生长,神经结构保持相对正常。病灶主要累及脑白质,累及大脑灰质少见;病灶区域脑组织弥漫性轻微肿胀,边界不清;肿瘤浸润区域脑实质结构破坏不明显,坏死、囊变或出血很少见。

(二)MRI 表现

肿瘤细胞多侵犯大脑半球的 2 个或 2 个以上部位,皮质及皮质下白质均可受累,白质受累更著,引起邻近脑中线结构对称性的弥漫性浸润,尤以胼胝体弥漫性肿胀最常见。病变多侵犯额颞叶,还可累及基底核、脑干、小脑、软脑膜及脊髓等处。MRI 特点为,在 T1WI 呈片状弥散性低信号,在 T2WI 呈高信号,信号强度较均匀(图 3-35)。T2WI 显示病变更清楚。病灶边界模糊,常有脑水肿表现。病变呈弥漫性浸润生长,受累区域脑组织肿胀,脑沟变浅或消失,脑室变小。由于神经胶质细胞只是弥漫性瘤样增生,保存了原有的神经解剖结构,因此 MRI 多无明显灶性出血及坏死。

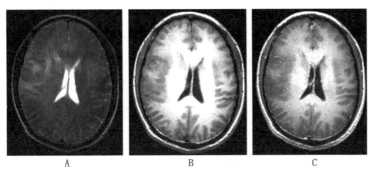

图 3-35 胶质瘤病

A、B.轴面 T2WI 及 T1WI 显示双侧额颞叶及胼胝体膝部片状稍长 T1、稍长 T2 异常
信号,弥漫性浸润生长,边界不清;C.轴面增强扫描 T1WI 显示肿瘤强化不明显

(三)鉴别诊断

脑胶质瘤病是肿瘤性质的疾病,但肿瘤细胞在脑组织中浸润性散在生长,不
形成团块,影像表现不典型,易误诊。鉴别诊断主要应排除下列疾病:

1.多中心胶质瘤

本病系颅内同时原发 2 个以上胶质瘤,各瘤体间彼此分离,无组织学联系。
脑胶质瘤病为胶质瘤细胞弥漫浸润性生长,影像表现为大片状。

2.其他恶性浸润胶质瘤

如多形性胶质母细胞瘤。此类胶质瘤有囊变、坏死,MRI 信号不均匀,占位
效应明显,增强扫描时有不同形式的明显强化。

3.各种脑白质病及病毒性脑炎

脑胶质瘤病早期影像与其有相似之处,有时无法鉴别。但大多数患者在应
用大量的抗生素和激素类药物后,病情仍进行性加重,复查 MRI 多显示肿瘤细
胞浸润发展,肿瘤增大,占位效应逐渐明显,可资鉴别。

三、室管膜瘤

(一)临床表现与病理特征

室管膜瘤起源于室管膜或室管膜残余部位,比较少见。本病主要发生在儿
童和青少年,5 岁以下占 50%,居儿童期幕下肿瘤第三位。男多于女。其病程与
临床表现主要取决于肿瘤的部位,位于第四脑室者病程较短,侧脑室者病程较
长。常有颅内压增高表现。

颅内好发部位依次为第四脑室、侧脑室、第三脑室和导水管。幕下占60%～

70%，特别是第四脑室。脑实质内好发部位是顶、颞、枕叶交界处，绝大多数含有大囊，50%有钙化。病理学诊断主要依靠瘤细胞排列呈菊形团或血管周假菊形团这一特点。肿瘤细胞脱落后，可随脑脊液种植转移。

(二)MRI表现

(1)脑室内或以脑室为中心的肿物，以不规则形为主，边界不整，或呈分叶状边界清楚的实质性占位病变(图3-36)。

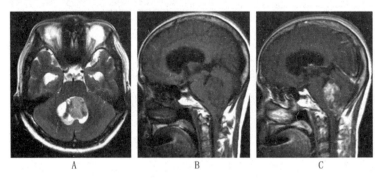

图 3-36　室管膜瘤

A.轴面 T2WI 显示第四脑室内不规则形肿物，信号不均匀；B、C.矢状面 T1WI

和增强 T1WI 显示肿瘤突入小脑延髓池，强化不均匀，幕上脑积水

(2)脑室内病变边缘光滑，周围无水肿，质地略均质，其内可有斑点状钙化或小囊变区；脑实质内者以不规则形为主，常见大片囊变区及不规则钙化区，周围有水肿带。

(3)脑室系统者常伴不同程度的脑积水，脑实质者脑室系统受压改变。

(4)实质成分在 CT 主要为混杂密度，或略高密度病灶；在 T1WI 呈略低信号，T2WI 呈略高信号或高信号，增强扫描不均匀强化。

(三)鉴别诊断

室管膜瘤需要与以下疾病鉴别。

1.局限于第四脑室的室管膜瘤应与髓母细胞瘤鉴别

前者多为良性，病程长，发展慢，病变多有囊变及钙化；后者为恶性肿瘤，起源于小脑蚓部，常突向第四脑室，与脑干间常有一间隙(内含脑脊液)，其表现较光滑，强化表现较室管膜瘤更明显，病程短，发展快，囊变及钙化少见，病变密度/信号多均匀一致。此外，髓母细胞瘤成人少见，其瘤体周围有一环形水肿区，而室管膜瘤不常见。

2.脉络丛乳头状瘤

好发于第四脑室,肿瘤呈结节状,边界清楚,悬浮于脑脊液中,脑积水症状出现更早、更严重,脑室扩大明显,其钙化与强化较室管膜瘤明显。

3.侧脑室室管膜瘤应与侧脑室内脑膜瘤鉴别

后者多位于侧脑室三角区,形状较规则,表面光整,密度均匀,强化明显。室管膜下室管膜瘤常发生于孟氏孔附近,大多完全位于侧脑室内,境界清楚,很少侵犯周围脑组织,脑水肿及钙化均少见,强化轻微或无。

4.大脑半球伴有囊变的室管膜瘤需与脑脓肿鉴别

后者起病急,常有脑膜脑炎临床表现,病灶强化与周围水肿较前者更显著。

5.星形细胞瘤及转移瘤

发病年龄多在40岁以上,有明显的花环状强化,瘤周水肿与占位效应重。

四、神经元及神经元与胶质细胞混合性肿瘤

包括神经节细胞瘤、小脑发育不良性节细胞瘤、神经节胶质瘤、中枢神经细胞瘤。这些肿瘤的影像表现,特别是MRI表现各具有一定特点。

(一)神经节细胞瘤

1.临床表现与病理特征

为单纯的神经元肿瘤,无胶质成分及恶变倾向,组织结构类似正常脑,缺乏新生物特征。大多数为脑发育不良,位于大脑皮质或小脑。单侧巨脑畸形时可见奇异神经元,伴星形细胞数量及体积增加。

2.MRI 表现

在 T2WI 为稍高信号,T1WI 为低信号,MRI 确诊困难。合并其他脑畸形时,T1WI 可见局部灰质变形,信号无异常或轻度异常,T2WI 呈等或低信号,PD呈相对高信号。CT 平扫可为高密度或显示不明显。注射对比剂后,肿瘤不强化或轻度强化。

(二)神经节胶质瘤

1.临床表现与病理特征

临床主要表现为长期抽搐及高颅压症状,生存时间长,青年多见。本病发病机制目前有两种学说。

(1)先天发育不全学说:在肿瘤形成前即存在神经细胞发育不良,在此基础上,胶质细胞肿瘤性增生,刺激或诱导幼稚神经细胞分化,形成含神经元及胶质细胞的真性肿瘤。

(2)真性肿瘤学说:神经节胶质瘤以分化良好的瘤性神经节细胞与胶质细胞(多为星形细胞,偶为少枝细胞)混合为特征。

神经节胶质瘤可能具有神经内分泌功能。实性、囊性各约50%,囊伴壁结节,生长缓慢,部分有恶变及浸润倾向。

2.MRI 表现

典型影像表现为幕上发生,特别是额叶及颞叶的囊性病灶(图 3-37),伴有强化的壁结节。肿瘤在 T1WI 呈低信号团块,囊性部分信号更低。在质子密度像,肿瘤囊腔如含蛋白成分高,其信号高于囊壁及肿瘤本身。在 T2WI 囊液及肿瘤均为高信号,局部灰白质界限不清。注射 Gd-DTPA 后,病变由不强化至明显强化,以结节、囊壁及实性部分强化为主。1/3 病例伴有钙化,CT 可清楚显示,MRI 不能显示。

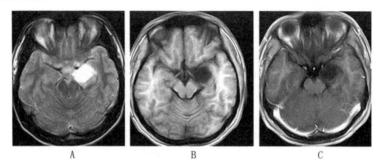

图 3-37　神经节胶质瘤

A、B.轴面 T2WI 及 T1WI 显示左侧颞叶内侧不规则形长 T1、长 T2 异常信号,边界欠清;C.轴面 T1WI 增强扫描,病变强化不明显

3.鉴别诊断

神经节胶质瘤的影像学诊断应与以下疾病鉴别。①蛛网膜囊肿位于脑外,CSF 信号。②表皮样囊肿位于脑外,信号类似。

(三)中枢神经细胞瘤

1.临床表现与病理特征

本病常见于青年人(平均年龄 31 岁),临床症状少于 6 个月,表现为头痛及高颅压症状。占原发脑肿瘤 0.5%,1982 年由 Hassoun 首次报道,具有特殊的形态学及免疫组织学特征。

肿瘤来源于 Monro 孔之透明隔下端,呈现分叶状,局限性,边界清楚。常见坏死、囊变灶。部分为富血管,可有出血。肿瘤细胞大小一致,分化良好,似少枝胶质细胞但胞质不空,似室管膜瘤但缺少典型之菊花团,有无核的纤维区带。电镜下可见细胞质内有内分泌样小体。有报告称免疫组化显示神经元标记蛋白。

2.MRI 表现

中枢神经细胞瘤位于侧脑室体部邻近莫氏孔,宽基附于侧室壁。在 T1WI 呈不均匀等信号团块,肿瘤血管及钙化为流空或低信号;在 T2WI,部分与皮质信号相等,部分呈高信号;注射Gd-DTPA后,强化不均匀(图 3-38);可见脑积水。CT 显示丛集状、球状钙化。

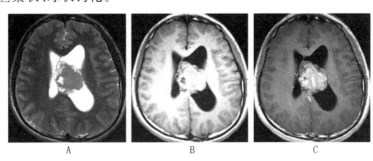

图 3-38 中枢神经细胞瘤

A、B.轴面 T2WI 及 T1WI 显示左侧脑室不规则形团块,信号不均

匀,透明隔右移;C.轴面增强 T1WI 显示病变中度不均匀强化

3.鉴别诊断

应包括脑室内少枝胶质细胞瘤,室管膜下巨细胞星形细胞瘤,低级或间变星形细胞瘤,室管膜瘤。

4.小脑发育不良性节细胞瘤

(1)临床表现与病理特征:本病又称 LD 病,结构不良小脑神经节细胞瘤。为一种低级小脑新生物,主要发生在青年人,且以小脑为特发部位。临床表现为颅后窝症状,如共济障碍,头痛,恶心,呕吐等。

正常小脑皮质构成:外层为分子层,中层为普肯野细胞层,内层为颗粒细胞层。本病的小脑脑叶肥大与内颗粒层及外分子层变厚有关。中央白质常明显减少,外层存在怪异的髓鞘,内层存在许多异常大神经元。免疫组化染色提示大多数异常神经元源自颗粒细胞,而非浦肯野细胞。本病可单独存在,也可合并 Cowden 综合征(多发错构瘤综合征)、巨脑、多指畸形、局部肥大、异位症及皮肤血管瘤。

(2)MRI 表现:MRI 显示小脑结构破坏和脑叶肿胀,边界清楚,无水肿。病变在 T1WI 呈低信号,在 T2WI 呈高信号,注射对比剂后无强化。脑叶结构存在,病灶呈条纹状(高低信号交替带)为本病特征(图 3-39)。可有邻近颅骨变薄,梗阻性脑积水。

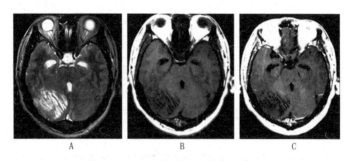

图 3-39　小脑发育不良性节细胞瘤

A、B.轴面 T2WI 及 T1WI 显示右侧小脑条纹状长 T1、长 T2 异常信
号,边界清楚;C.轴面增强 T1WI 显示病变强化不明显

五、胚胎发育不良神经上皮肿瘤

(一)临床表现与病理特征

胚胎发育不良神经上皮肿瘤(dysembryoplastic neuroepithelial tumor,DNET)
多见于儿童和青少年,常于 20 岁之前发病。患者多表现为难治性癫痫,但无进行
性神经功能缺陷。经手术切除 DNET 后,一般无需放疗或化疗,预后好。

(二)MRI 表现

DNET 多位于幕上表浅部位,颞叶最常见,占 62%~80%,其次为额叶、顶叶
和枕叶。外形多不规则,呈多结节融合脑回状,或局部脑回不同程度扩大,形成皂
泡样隆起。MRI 平扫,在 T1WI 病灶常呈不均匀低信号,典型者可见多个小囊状更
低信号区;在 T2WI 大多数肿瘤呈均匀高信号,如有钙化则显示低信号。病灶边界
清晰,占位效应轻微,水肿少见(图 3-40),是本病影像特点。T1WI 增强扫描时,
DNET 表现多样,多数病变无明显强化,少数可见结节样或点状强化。

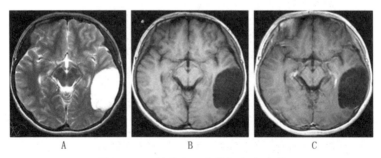

图 3-40　胚胎发育不良神经上皮肿瘤

A、B.轴面 T2WI 及 T1WI 显示左侧颞叶囊性异常信号,边界清
楚,周边无水肿;C.轴面增强 T1WI 显示病变强化不明显

六、脑膜瘤

(一)临床表现与病理特征

肿瘤起病慢,病程长,可达数年之久。初期症状及体征可不明显,以后逐渐出现颅内高压及局部定位症状和体征。主要表现为剧烈头痛、喷射状呕吐、血压升高及眼底视盘水肿。

脑膜瘤起源于蛛网膜颗粒的内皮细胞和成纤维细胞,是颅内最常见非胶质原发脑肿瘤,占颅内肿瘤的15%～20%。常为单发,偶可多发。较大肿瘤可分叶。WHO 1989年分类,根据细胞形态和组织学特征,将其分为脑膜细胞型、成纤维细胞型、过渡型、乳头型、透明细胞型、化生型脑膜瘤、脊索样脑膜瘤和富于淋巴浆细胞的脑膜瘤。

(二)MRI表现

多数脑膜瘤在T1WI和T2WI信号强度均匀,T1WI呈灰质等信号或略低信号,T2WI呈等或略高信号。少数信号不均匀,在T1WI可呈等信号、高信号、低信号。由于无血-脑屏障破坏,绝大多数在增强扫描T1WI呈均一强化,硬脑膜尾征对脑膜瘤的诊断特异性高达81%(图3-41)。MRI可以显示脑脊液/血管间隙,广基与硬膜相连,骨质增生或受压变薄膨隆,邻近脑池、脑沟扩大,静脉窦阻塞等脑外占位征象。

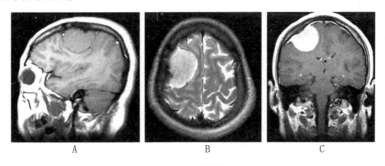

图3-41　脑膜瘤

A、B.矢状面T1WI及轴面T2WI显示右侧额叶凸面等T1、等T2占位病变,边界清楚,相邻皮质受压、移位;C.冠状面增强T1WI显示肿物明显均匀强化,可见硬膜"尾征"

约15%的脑膜瘤影像表现不典型,主要包括以下几种情况:①少数脑膜瘤可整个肿瘤钙化,即弥漫性钙化的沙粒型脑膜瘤,在T1WI和T2WI均呈低信号,增强扫描显示轻度强化;②囊性脑膜瘤;③多发性脑膜瘤,常见部位依次为大脑凸面、上矢状窦旁、大脑镰旁、蝶骨嵴、鞍上及脑室内。

(三)鉴别诊断

常见部位的脑膜瘤,诊断不难。少见部位脑膜瘤须与其他肿瘤鉴别。

(1)位于大脑半球凸面、完全钙化的脑膜瘤应与颅骨致密骨肿瘤鉴别。增强MRI检查时,前者有强化,后者无强化。

(2)鞍上脑膜瘤主要应与突入鞍上的垂体巨腺瘤鉴别。以下征象提示脑膜瘤:鞍结节有骨硬化表现,无蝶鞍扩大,矢状面MRI显示肿瘤中心位于鞍结节上方而非垂体腺上方,鞍隔位置正常。

(3)侧脑室内脑膜瘤应与脉络丛乳头状瘤及室管膜瘤鉴别。鉴别要点:侧脑室内脉络丛乳头状瘤和室管膜瘤主要发生于儿童和少年,而脑膜瘤常见于中年人;脉络丛乳头状瘤可有脑脊液分泌过多,表现为脑室普遍扩大,而脑膜瘤仅有同侧侧脑室颞角扩大;脉络丛乳头状瘤表面常呈颗粒状,脑膜瘤边缘较圆滑;室管膜瘤强化欠均匀,脑膜瘤强化较均匀。

七、脉络丛肿瘤

(一)临床表现与病理特征

脉络丛肿瘤(choroid plexus tumors,CPT)是指起源于脉络丛上皮细胞的肿瘤,WHO中枢神经系统肿瘤分类(2007)将其分为良性的脉络丛乳头状瘤(choroid plexus papilloma,CPP)、非典型脉络丛乳头状瘤(atypical CPP)和恶性的脉络丛癌(choroid plexus carcinoma,CPC)3类,分属Ⅰ级、Ⅱ级和Ⅲ级肿瘤。绝大多数为良性,恶性仅占10%~20%。CPT好发部位与年龄有关,儿童多见于侧脑室,成人多见于第四脑室。脑室系统外发生时,最多见于桥小脑角区。CPT的特征是脑积水,原因主要有:①肿瘤直接导致脑脊液循环通路梗阻(梗阻性脑积水);②脑脊液生成和吸收紊乱(交通性脑积水)。CPT发生的脑积水、颅内压增高及局限性神经功能障碍多为渐进性,但临床上部分患者急性发病,应引起重视。

(二)MRI表现

MRI检查多可见"菜花状"的特征性表现,肿瘤表面不光滑不平整,常呈粗糙颗粒状;而肿瘤信号无特征,在T1WI多呈低或等信号,在T2WI呈高信号,强化较明显(图3-42)。CT平扫多表现为等或略高密度病灶,类圆形,部分呈分叶状,边界清楚,增强扫描呈显著均匀强化。

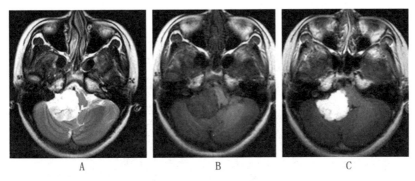

图 3-42　脉络丛乳头状瘤

A、B.轴面 T2WI 及 T1WI 显示肿瘤位于右侧桥小脑角区,信号欠均

匀,"菜花状"外观,边界清楚;C.轴面增强 T1WI 显示肿物强化明显

(三)鉴别诊断

(1)与室管膜瘤鉴别:后者囊变区较多见,且多有散在点、团状钙化,增强扫描时中等均匀或不均匀强化;发生于幕上者,年龄较大,发生于幕下者年龄较小,与前者正好相反。

(2)与脑室内脑膜瘤鉴别:后者除具有脑膜瘤典型特征外,脑积水不如前者显著,好发于成年女性,以侧脑室三角区多见。

八、髓母细胞瘤

(一)临床表现与病理特征

髓母细胞瘤是一种高度恶性小细胞瘤,极易沿脑脊液通道转移。好发于小儿,特别是 10 岁左右儿童,约占儿童脑瘤的 20%。本病起病急,病程短,多在 3 个月之内。由于肿瘤推移与压迫第四脑室,导致梗阻性脑积水,故多数患者有明显颅内压增高。

肿瘤起源于原始胚胎细胞残余,多发生于颅后窝小脑蚓部,少数位于小脑半球。大体病理检查可见肿瘤呈灰红色或粉红色,柔软易碎,边界清楚,但无包膜,出血、钙化及坏死少。镜下肿瘤细胞密集,胞质少,核大且浓染,肿瘤细胞可排列成菊花团状。

(二)MRI 表现

MRI 不仅能明确肿瘤大小、形态及其与周围结构的关系,还能与其他肿瘤鉴别诊断。MRI 检查时,肿瘤的实质部分多表现为长 T1、长 T2 信号,增强扫描时实质部分显著强化(图 3-43);第四脑室常被向前推移,变形变窄;大部分合并幕上脑室扩张及脑积水。MRI 较 CT 有一定优势,能清楚显示肿瘤与周围结构及脑干的关系;矢状面或冠状面 MRI 易显示沿脑脊液种植的病灶。

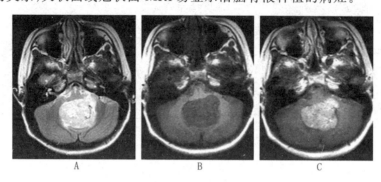

图 3-43　髓母细胞瘤

A、B.轴面 T2WI 及 T1WI 显示肿瘤位于小脑蚓部,形态欠规则,边界清楚,第四脑室前移;C.轴面增强 T1WI 显示肿物不均匀强化

(三)鉴别诊断

本病需与星形细胞瘤、室管膜瘤、成血管细胞瘤及脑膜瘤相鉴别。

1.星形细胞瘤

星形细胞瘤是儿童最常见的颅内肿瘤,其病灶大多位于小脑半球,肿块边缘形态欠规则,幕上脑室扩大较少见,T1WI 呈低信号,T2WI 呈高信号,增强扫描时不如髓母细胞瘤强化明显。

2.室管膜瘤

室管膜瘤位于第四脑室内,肿块周围可见脑脊液,呈环形线状包绕,肿瘤内囊变及钙化较多见,肿物信号常不均匀。

3.脑膜瘤

第四脑室内脑膜瘤于 T1WI 呈等信号,T2WI 呈高信号,增强扫描时均匀强化,可见脑膜尾征。

4.成血管细胞瘤

常位于小脑半球,表现为大囊小结节,囊壁无或轻度强化,壁结节明显强化。

九、生殖细胞瘤

(一)临床表现与病理特征

生殖细胞瘤主要位于颅内中线位置,占颅内肿瘤的 11.5%,常见于松果体和鞍区,以松果体区最多。发生在基底核和丘脑者占 4%～10%。鞍区及松果体区生殖细胞瘤来源于胚胎时期神经管嘴侧部分的干细胞,而基底核及丘脑生殖细胞瘤来自第三脑室发育过程中异位的生殖细胞。

本病男性儿童多见,男女比例约 2.5：1。好发年龄在 12～18 岁之间。早期无临床表现。肿瘤压迫周围组织时,出现相应神经症状。鞍区肿瘤主要出现视力下降、下丘脑综合征及尿崩症;松果体区出现上视不能、听力下降;基底核区出现偏瘫;垂体区出现垂体功能不全及视交叉、下丘脑受损表现。患者均可有头痛、恶心等高颅压表现。因松果体是一个神经内分泌器官,故肿瘤可能影响内分泌系统。性早熟与病变的部位和细胞种类相关。

(二)MRI 表现

生殖细胞瘤的发生部位不同,MRI 表现也不相同。分述如下。

1.松果体区

瘤体多为实质性,质地均匀,圆形、类圆形或不规则形态,可呈分叶状或在胼胝体压部有切迹,边界清楚。一般呈等 T1、等或稍长 T2 信号(图 3-44)。大多数瘤体显著强化,少数中度强化,强化多均匀。少数瘤体内有单个或多个囊腔,使强化不均匀。

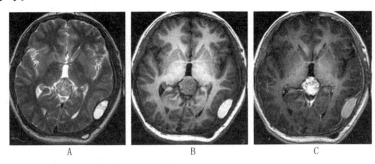

图 3-44　生殖细胞瘤

A、B.轴面 T2WI 及 T1WI 显示肿瘤位于第三脑室后部,类圆形,呈等 T1、等 T2 异常信号,信号欠均匀,边界清楚;C.轴面增强 T1WI 显示肿瘤强化明显,但不均匀

2.鞍区

根据肿瘤具体部位,分为 3 类。Ⅰ类:位于第三脑室内,包括从第三脑室底向上长入第三脑室,瘤体一般较大,常有出血、囊变和坏死。Ⅱ类:位于第三脑室底,仅累及视交叉、漏斗、垂体柄、视神经和视束,体积较小,形态多样。可沿漏斗垂体柄分布,呈长条状;或沿视交叉视束分布,呈椭圆形。一般无出血、囊变、坏死,MRI 多呈等或稍长 T1、稍长 T2 信号,明显或中等程度均匀强化。Ⅲ类:仅位于蝶鞍内,MRI 显示鞍内等 T1、等或长 T2 信号,明显或中度均匀强化。MRI

信号无特征,与垂体微腺瘤无法区别。

3.丘脑及基底核区

肿瘤早期在 T1WI 为低信号,T2WI 信号均匀,显著均匀强化,无中线移位,边缘清晰。晚期易发生囊变、坏死和出血,MRI 多呈混杂 T1 和混杂长 T2 信号,不均匀强化。肿瘤体积较大,但占位效应不明显,瘤周水肿轻微。肿瘤可沿神经纤维束向对侧基底核扩散,出现斑片状强化;同侧大脑半球可有萎缩。

(三)鉴别诊断

鞍区生殖细胞瘤主要累及神经垂体、垂体柄及下丘脑。瘤体较大时,易与垂体瘤混淆。垂体瘤也呈等 T1、等 T2 信号,但多为直立性生长,而生殖细胞瘤向后上生长,可资鉴别。瘤体仅于鞍内时,MRI 显示垂体饱满,后叶 T1 高信号消失,表现类似垂体微腺瘤。但垂体腺瘤为腺垂体肿瘤,瘤体较小时仍可见后叶 T1 高信号,可资鉴别。另外,如发现瘤体有沿垂体柄生长趋势,或增强扫描时仅见神经垂体区强化,均有助于生殖细胞瘤诊断。

十、原发性中枢神经系统淋巴瘤

(一)临床表现与病理特征

中枢神经系统淋巴瘤曾有很多命名,包括淋巴肉瘤、网织细胞肉瘤、小胶质细胞瘤、非霍奇金淋巴瘤(NHL)等。肿瘤分原发性和继发性两类。原发性中枢神经系统淋巴瘤是指由淋巴细胞起源,且不存在中枢神经系统以外淋巴瘤病变。继发性中枢神经系统淋巴瘤是指原发于全身其他部位,后经播散累及中枢神经系统。近年来,根据免疫功能状态,又将淋巴瘤分为免疫功能正常及免疫功能低下型。后者主要与人类免疫缺陷病毒(HIV)感染,器官移植后免疫抑制剂使用及先天遗传性免疫缺陷有关。

中枢神经系统淋巴瘤可在任何年龄发病,高峰在 $40\sim50$ 岁。有免疫功能缺陷者发病年龄较早。男性多于女性,比例为 2:1。临床症状包括局灶性神经功能障碍,如无力、感觉障碍、步态异常或癫痫发作。非局灶性表现包括颅内压增高,如头痛、呕吐、视盘水肿,或认知功能进行性下降。

(二)MRI 表现

中枢神经系统淋巴瘤主要发生在脑内,病灶大多位于幕上,以深部白质为主要部位。多数病灶邻近脑室。病灶形态多为团块状,较典型表现如同"握拳"者。位于胼胝体压部的病灶沿纤维构形,形如蝴蝶,颇具特征(图 3-45)。瘤周水肿的高信号不仅表示该部位脑间质水分增加,还有肿瘤细胞沿血管周围间隙浸润播散的成分。另一特征为瘤周水肿与肿瘤体积不一致。多数肿瘤体积相对较大,具有较明显占位效应,但周边水肿相对轻微。非免疫功能低下者发生淋巴瘤时,瘤体内囊变、坏死少见。本病也可发生在中枢神经系统的其他部位,脑外累及部位包括颅骨、颅底、脊髓等。

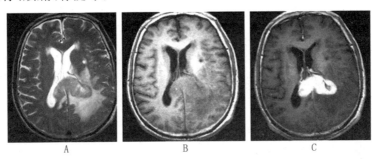

图 3-45　淋巴瘤

A、B.轴面 T2WI 及 T1WI 显示肿瘤位于胼胝体压部,累及双侧侧脑室枕角,周边可见水肿;C.轴面增强 T1WI 显示瘤体形似蝴蝶,强化明显,边界清楚

(三)鉴别诊断

中枢神经系统淋巴瘤的鉴别诊断主要包括以下疾病。

1.转移癌

多位于灰白质交界处,MRI 多为长 T1、长 T2 信号,而淋巴瘤多为低或等 T1、等 T2 信号;注射对比剂后,转移癌呈结节状明显强化,病灶较大者常有中心坏死,而在淋巴瘤相对少见;转移癌周围水肿明显,一些患者有中枢神经系统以外肿瘤病史。

2.胶质瘤

MRI 多为长 T1、长 T2 信号,浸润性生长特征明显,境界不清,某些类型胶质瘤(如少枝胶质细胞瘤)可有钙化,而中枢神经系统淋巴瘤很少钙化。胶质母细胞瘤强化多不规则,呈环形或分枝状。

3.脑膜瘤

多位于脑表面邻近脑膜部位,形态类圆形,边界清楚,有周围灰质推挤征象。而在中枢神经系统的淋巴瘤少见这种现象。脑膜瘤特征为 CT 高密度,MRI 等 T1、等 T2 信号;注射对比剂后均匀强化,有脑膜增强"尾征"。

4.感染性病变

发病年龄相对年轻,部分有发热病史。MRI 增强扫描时,细菌性感染病变多为环状强化,多发性硬化多为斑块状强化。近年来 HIV 感染上升,由此引起的免疫功能低下型淋巴瘤增多,此淋巴瘤病灶常多发,环状强化多见,肿瘤中心坏死多见。

十一、垂体瘤

(一)临床表现与病理特征

垂体腺瘤是常见良性肿瘤,起源于脑腺垂体,系脑外肿瘤,约占颅内肿瘤的10%。发病年龄,一般在 20～70 岁,高峰在 40～50 岁,10 岁以下罕见。临床症状包括占位效应所致非特异性头痛、头晕、视力下降、视野障碍等。根据分泌的激素水平不同,可有不同内分泌紊乱症状。催乳素(PRL)腺瘤表现为月经减少、闭经、泌乳等。促肾上腺皮质激素(ACTH)及促甲状腺激素(TSH)腺瘤对垂体正常功能影响最严重,引起肾上腺功能不全及继发甲状腺功能低下。生长激素(GH)腺瘤表现为肢端肥大症。部分患者临床表现不明显。

依据生物学行为,垂体腺瘤分为侵袭性垂体腺瘤和微腺瘤。垂体腺瘤生长、突破包膜,并侵犯邻近的硬脑膜、视神经、骨质等结构时称为侵袭性垂体腺瘤。后者的组织学形态属于良性,而生物学特征却似恶性肿瘤,且其细胞形态大部分与微腺瘤无法区别。直径<10 mm 者称为微腺瘤。

(二)MRI 表现

肿块起自鞍内,T1WI 多呈中等或低信号,当有囊变、出血时呈更低或高信号。T2WI 多呈等或高信号,有囊变、出血时信号更高且不均匀。增强扫描时,除囊变、出血、钙化区外,肿瘤均有强化。

MRI 显示垂体微腺瘤具有优势。诊断依据可参考:典型临床表现,实验室化验检查有相关内分泌异常;高场强 3 mm 薄层 MRI 示垂体内局限性信号异常(低、中信号为主);鞍底受压侵蚀、垂体柄偏移;垂体上缘局限性不对称性隆起、垂体高度异常。依据病灶部位,可对各种微腺瘤进行功能诊断。腺垂体内 5 种主要内分泌细胞通常按功能排列:分泌 PRL 和 GH 的细胞位于两侧,分泌 TSH 和促性腺激素的细胞位于中间;分泌 ACTH 的细胞主要在中间偏后部位。这种解剖关系与垂体腺瘤的发生率相符。注射Gd-DTPA后即刻扫描,微腺瘤的低信号与正常垂体组织对比明显,冠状面 T1WI 显示更清晰(图 3-46)。在动态增强扫描早期,肿瘤信号低于正常垂体信号,晚期信号强度则高于或等于正常垂体信号。

MRI 可预测肿瘤侵袭与否。垂体腺瘤浸润性生长的指征包括:垂体腺瘤突破鞍底,向蝶窦内突出;海绵窦正常形态消失,边缘向外膨隆,海绵窦与肿瘤间无明显分界,在增强扫描早期见肿瘤强化等海绵窦受侵表现(图 3-47);颈内动脉被包绕,管径缩小、变窄，或颈内动脉分支受累；斜坡骨质信号异常，边缘不光整等表现。

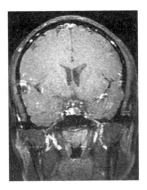

图 3-46 垂体微腺瘤

冠状面动态增强扫描 MRI 显示垂体膨隆，左侧强化延迟

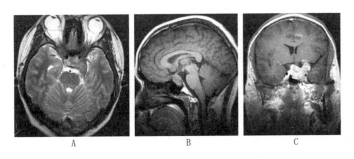

图 3-47 侵袭性垂体瘤

A.轴面 T2WI 显示肿瘤为等 T2 信号，累及左侧海绵窦；B.矢状面 T1WI 显示肿瘤位
于鞍内及鞍上，触及视交叉；C.冠状面增强 T1WI 显示鞍底下陷，相邻结构受累

(三)鉴别诊断

绝大多数垂体大腺瘤具有典型 MRI 表现，可明确诊断。但鞍内颅咽管瘤及
鞍上脑膜瘤与巨大侵袭性生长的垂体腺瘤有时鉴别较难。

1.颅咽管瘤

鞍内颅咽管瘤，或对来源于鞍内、鞍上不甚明确时，以下征象有利于颅咽管
瘤诊断：①MRI 显示囊性信号区，囊壁相对较薄，伴有或不伴有实质性部分；
②CT 显示半数以上囊壁伴蛋壳样钙化，或瘤内斑状钙化；③在 T1WI 囊性部分
呈现高信号，或含有高、低信号成分，而垂体腺瘤囊变部分为低信号区。

2.鞍上脑膜瘤

脑膜瘤在 MRI 信号强度及强化表现方面颇似垂体瘤。少数鞍上脑膜瘤可
向鞍内延伸，长入视交叉池，与垂体瘤难以区分。以下 MRI 所见有利于脑膜瘤

诊断：①显示平直状鞍隔，无"腰身征"；②鞍结节或前床突有骨质改变；③肿瘤内存在流空信号，尤其是显示肿瘤内血管蒂，为脑膜瘤佐证。

十二、神经鞘瘤

（一）临床表现与病理特征

神经鞘瘤来源于神经鞘膜的施万细胞，是可以发生于人体任何部位的良性肿瘤，25%～45%在头颈部。脑神经发生的肿瘤中，以神经鞘瘤多见，以听神经、三叉神经发生率最高。颅后窝是Ⅳ～Ⅻ对脑神经起源或脑神经出颅前经过的区域，脑神经肿瘤大部分发生于此。这些肿瘤的临床症状与相应脑神经的吻合性不高，肿瘤可能表现为其他脑神经和小脑的症状。仅从临床角度考虑，有时难以准确判断肿瘤的真正起源。

神经鞘瘤的病理特征是肿瘤于神经干偏心生长，有完整包膜，瘤内组织黄色，质脆。生长过大时，瘤体可出现液化和囊变。瘤细胞主要是梭形 Schwan 细胞，按其排列方式分为 Antoni A 型和 Antoni B 型，以前者为主。

（二）MRI 表现

MRI 为颅后窝神经肿瘤检查的首选。大多数神经鞘瘤诊断不难。因为大多数肿瘤边界清楚，MRI 提示脑实质外肿瘤，且多数肿瘤为囊实性。神经鞘瘤 MRI 信号的特点是，T1WI 实性部分呈等或稍低信号，囊性部分呈低信号；T2WI 实性部分呈稍高或高信号，囊性部分信号更高；增强扫描时，实性部分明显强化，囊性部分不强化，肿瘤整体多呈环状或不均匀强化（图 3-48）。<1.5 cm 的鞘瘤可呈均匀实性改变，且与相应脑神经关系密切，有助于诊断。

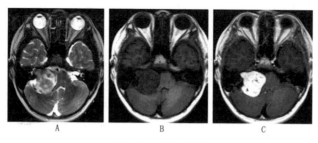

图 3-48　听神经瘤

A、B.轴面 T2WI 及 T1WI 显示肿瘤位于右侧桥小脑角区，呈等 T1、混杂 T2 信号，形态不规则，右侧听神经明显增粗；C.轴面增强 T1WI 显示肿瘤明显强化，边界清楚，瘤内可见坏死灶

第四章　消化系统疾病的X线诊断

第一节　消化系统疾病常用检查方法

一、透视及平片

腹部透视和平片可对腹部器官有大致的了解,特别是观察有无膈下游离气体,有无肠管胀气和积液,有无异常高密度影如结石、钙化、金属等。大多用于急腹症、腹外伤、胆系和泌尿系检查等。如观察胃肠道病变必须造影检查。

二、钡餐常规造影检查

(一)食管造影

用130％ w/v的钡剂,必要时可用(3～4):1较黏稠的钡剂。在患者吞服时,从不同的角度观察食管于不同充盈状态下所显示的轮廓、黏膜皱襞以及蠕动、柔软度等。检查中,必要时增加卧位,如仰卧位,左、右前斜位及俯卧位。检查食管裂孔疝时,采取头低位并憋气及腹部加压等方法。

(二)胃十二指肠造影

使用中等黏稠的钡剂,钡水比例为1:(1～1.5)。一次量250～300 mL。检查前日晚饭后禁食至当日清晨检查前。

(三)小肠造影

于检查前日晚饭后禁食,次日清晨于检查前1.5小时左右让患者服50％w/v的钡剂300 mL。之后于右侧卧位0.5小时,开始进行间隔X线透视检查,根据情况间隔0.5～1小时,顺序观察各段小肠,直至钡剂充盈回肠末端,到达盲肠、升结肠为止。

(四)结肠钡剂灌肠造影

应用较稀钡剂,钡水比例为 1∶(3~4)。

三、血管造影

(一)检查技术

采用 Seldinger 技术,经股动脉插管行选择性腹腔动脉及肠系膜上、下动脉造影。可再根据需要进行超选择性胃左动脉及胃十二指肠动脉造影。

(二)适应证

1.胃肠道肿瘤

对于少数向腔外生长的消化道肿瘤,血管造影有特殊价值;对于内镜及小肠造影均难以诊断的小肠小肿瘤,血管造影有一定的诊断意义;对某些肿瘤良、恶性的鉴别诊断有一定意义。

2.急性消化道出血及原因不明的消化道出血

血管造影可以明确出血部位、程度以及性质,同时可进行介入性治疗。

3.血管性疾病

对胃肠道血液循环障碍、缺血性结肠炎以及血管结构不良等,血管造影对诊断及确定治疗方案有一定价值。

4.胃肠道损伤

可估计血管损伤的程度与范围,协助选择治疗方案。

5.胃肠道炎症

血管造影也可适用于某些局限性肠炎及溃疡性结肠炎,血管造影有利于确切地显示病变的范围。

第二节 X 线造影检查的对比剂

一、高密度对比剂

(一)医用硫酸钡

医用硫酸钡是 X 线造影检查开展后使用时间最长、最成熟的对比剂,主要用于胃肠道造影检查。它为白色疏松细粉,无味,性质稳定,耐热,不怕光,久贮不变质,难溶于水和有机溶剂,化学式为 $BaSO_4$,分子量为 233.39,在自然界以重晶石矿物存在,是一种无毒的钡盐。医用硫酸钡为难溶性固体对比剂,能吸收较多量的 X 线,进入胃肠道后,不会被消化吸收,以原形从粪便中排出。由于硫酸钡分子量较大,密度较高,服用量较大时可以有一定的导泻作用。直径不同的医用硫酸钡粉末能够较好地涂布于胃肠道黏膜表面,使胃肠道与周围组织结构形成较大密度差异,从而显示出这些腔道的位置、轮廓、形态、黏膜面结构及功能活动等情况。

(二)碘对比剂

碘与不同物质化合形成不同的含碘化合物,主要分为无机碘化物、有机碘化物及碘化油 3 类。由于无机碘化物含碘量高,刺激性大,不良反应多,现临床很少应用。有机碘对比剂具有较高的吸收 X 线能力,容易合成,在体内外均呈高度稳定性,完全溶于水,不与机体内生物大分子发生作用,临床应用较多。胃肠道造影时,一些不能或不宜使用硫酸钡的情况:如观察是否存在消化道内外瘘、肠梗阻患者的肠道造影、新生儿肠发育畸形肠道造影、吞咽功能不全患者的胃肠道造影等就需要引入碘对比剂,临床最常用的是 60% 泛影葡胺,它是一种离子型有机碘对比剂,成本较低,可被人体吸收代谢。在个别情况下可以使用非离子型有机碘对比剂(如优维显、碘海醇等),即使进入血液循环中,它们也呈分子状态,不被电离,对红细胞、血流动力学及血-脑屏障的影响较轻。

二、低密度对比剂

(一)空气

获取简单方便,可以与钡剂联合使用,也可以单独使用。目前主要用于食管气钡双重造影、结肠气钡双重造影、小肠插管法气钡双重造影、肠套叠空气灌肠复位等。

(二)二氧化碳

反应小,溶解度大,即使进入血液中也不致产生气体栓塞。早前曾使用它进行腹腔及腹膜后充气造影,但随着超声、CT 及 MRI 等影像学检查设备的出现,临床已不再进行此类检查。二氧化碳目前主要用于胃及十二指肠气钡双重造影,通过吞咽下一定量的小苏打粉,与胃内液体发生化学反应而产生。

三、碘对比剂不良反应及其防治

(一)碘对比剂不良反应

碘对比剂不良反应的性质、程度和发生率,一方面取决于对比剂本身的内在因素,如渗透压、电荷、分子结构等;另一方面是外在因素,如注入对比剂的量、部位、速率、受检者的高危因素及状况、造影方法等。不良反应一般分为特异质反应及物理-化学反应。

1.特异质反应

此类反应是个体对碘的变态反应,与使用剂量无关,难以预防。临床上表现为荨麻疹、血管性水肿、结膜充血、喉头水肿、支气管痉挛、呼吸困难等,严重者可发生休克、呼吸及心搏骤停。

2.物理-化学反应

此类反应较多见,是由于碘对比剂的某些物理或化学因素引起的反应。与使用剂量和注射速率有关,有时与碘变态反应同时出现。临床表现主要是与神经、血管调节功能紊乱有关的症状,如恶心、呕吐、面色潮红或苍白、胸闷、心慌、出汗、四肢发冷等。

(二)碘对比剂不良反应的防治

碘对比剂不良反应的发生率与很多因素有关,发生机制相当复杂。水溶性碘对比剂在临床上用量较大,不同程度的不良反应较为常见。

1.造影检查前的预防措施

正确掌握各种碘对比剂的适应证,熟悉受检者的病史及全身情况,签署碘对比剂使用知情同意书。让受检者和家属了解整个造影检查程序,做好解释工作,消除受检者紧张情绪。必要时给予预防性药物(皮质醇激素、抗组胺类药物等),科学地选择碘对比剂及其最佳的剂量、注射速率等,尽量使用非离子型碘对比剂。医护人员要熟悉和掌握碘对比剂的性能、用量、禁忌证及变态反应的处理方法,备好相关抢救药品及设备。

2.造影检查中的监测

检查过程中密切观察受检者,以便及早发现变态反应,从而采取有效措施。科学地使用碘对比剂,严格控制使用碘对比剂的总量。对高危人群尽量使用非离子型等渗对比剂,一旦发生不良反应,应立即停止注射,保留血管内针头或导管。注射前应将碘对比剂适当加温,降低黏滞度。在操作过程较长的造影检查和介入治疗时,最好做到全身或局部肝素化。

3.造影检查后的观察

使用碘对比剂后的受检者至少观察30分钟以上,注意受检者有无其他不适,必要时及时给予处理。血液透析的受检者在接受造影检查后应立即进行血液透析。有发生甲状腺亢进危险因素的受检者,应当由内分泌医师密切检查。在对比剂清除之前避免使用任何加重肾脏负担的肾毒性药物。

4.碘对比剂不良反应的处理方法

(1)首先判定是变态反应,还是迷走神经反射引起的症状。

(2)轻度反应只需要严密观察,安慰受检者不要紧张,张口深呼吸,根据症状可给予止吐药、H_1或 H_2受体阻断药,必要时肌内注射地塞米松、抗组胺药物。

(3)中度反应表现较为危急,将受检者头低足高,吸氧,观察受检者血压、脉搏和心率变化。单纯低血压,可以抬高受检者下肢、面罩吸氧、快速补充生理盐水或乳酸林格液,如果无效,则给予肾上腺素 0.5 mg 肌内注射;支气管痉挛者可以给予面罩吸氧,β_2受体激动剂定量气雾剂;喉头水肿者,需保持气道通畅,必要时行环甲膜穿刺,面罩吸氧,肌内注射肾上腺素。

(4)重度反应时需保持气道通畅,呼吸、循环停止者应进行心肺复苏术,并呼叫急诊科、麻醉科紧急配合抢救。心脏、呼吸停止时的抢救原则:最关键的是尽早进行心肺复苏及心复率治疗,给予人工呼吸、心外按压、气管插管、临时起搏器置入等。

5.碘对比剂外渗的处理措施

轻度渗漏者,多数不需要处理,嘱咐受检者多注意观察,如有加重,应及时就诊。对个别疼痛较为敏感者,局部给予冷湿敷。中重度渗漏者可能引起局部组织肿胀、皮肤溃疡和间隔综合征。具体处理措施如下。

(1)抬高患肢,促进血液回流。

(2)早期使用50%硫酸镁保湿冷敷,24小时后改为硫酸镁保湿热敷;也可以用0.05%地塞米松局部湿敷。

(3)对比剂外渗严重者,在外用药物基础上口服地塞米松,每次 5 mg,3 次/天。

第三节 消化道正常 X 线表现

胃肠道疾病的检查主要应用钡剂造影,显示胃肠道的位置、轮廓、腔的大小、内腔及黏膜皱襞的情况,但对胃肠道肿瘤的内部结构、胃肠壁的浸润程度和转移等尚有一定困难,还需与其他检查相结合。目前,对于胃肠道疾病的检查,首选当是钡剂造影的检查方法。

一、咽部

咽部是胃肠道的开始部分,它是含气空腔。吞钡正位观察,上方正中为会厌,两旁充钡小囊状结构为会厌谷。会厌谷外下方较大的充钡空腔是梨状窝,近似菱形且两侧对称,梨状窝中间的透亮区为喉头,勿误为病变。正常情况下,一次吞咽动作即可将钡送入食管,吞钡时梨状窝暂充满钡剂,但片刻即排入食管。

二、食管

食管是一个连接下咽部与胃的肌肉管道,起始于第 6 颈椎水平与下咽部相连。食管入口与咽部连接处及膈的食管裂孔处各有一生理狭窄区,为上、下食管括约肌。

(一)食管充盈像

食管吞钡充盈,轮廓光滑整齐,宽度可达 2～3 cm。正位观察位于中线偏左,胸上段更偏左,管壁柔软,伸缩自如。右前斜位是观察食管的常规位置,在其前缘可见 3 个压迹,从上至下为主动脉弓压迹、左主支气管压迹、左心房压迹。于主动脉弓压迹与左主支气管压迹之间,食管显示略膨出,注意不要误认为憩室。

(二)食管黏膜像

少量充钡,黏膜皱襞表现为数条纵行、相互平行的纤细条纹状阴影。这些黏膜皱襞通过裂孔时聚拢,经贲门与胃小弯的黏膜皱襞相连续。

(三)透视下观察,正常食管有两种蠕动

第一蠕动波为原发性蠕动,系由下咽动作激发,使钡剂迅速下行,数秒钟达胃内。第二蠕动波又称继发蠕动波,由食物团对食管壁的压力所引起,始于主动脉弓水平,向下推进。所谓第三蠕动波是食管环状肌的局限性不规则收缩运动,

形成波浪状或锯齿状边缘,出现突然,消失迅速,多发生于食管下段,常见于老年人和食管贲门失弛缓症者。

三、胃

胃一般分为胃底、胃体、胃窦3部分及胃小弯和胃大弯。胃底为贲门水平线以上部分,立位时含气,称胃泡。贲门至胃角的一段称胃体。胃角至幽门斜向右上方走行的一部分称胃窦。幽门为长约5 mm的短管,宽度随括约肌收缩而异,将胃与十二指肠相连。胃轮廓的右缘为胃小弯,左缘是胃大弯(图4-1)。胃的形状与体型、张力及神经系统的功能状态有关,一般可分为4种类型。

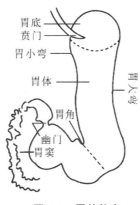

胃底
贲门
胃小弯
胃体
胃大弯
胃角
幽门
胃窦

图 4-1　胃的轮廓

(一)牛角型

位置、张力均高,呈横位,上宽下窄,胃角不明显,形如牛角。多见胖体型人。

(二)钩型

位置、张力中等,胃角明显,胃的下极大致位于髂嵴水平,形如鱼钩。

(三)瀑布型

胃底大呈囊袋状向后倾,胃泡大,胃体小,张力高。充钡时,钡剂先进入后倾的胃底,充满后再溢入胃体,犹如瀑布。

(四)长钩型

又称为无力型胃,位置、张力均低,胃腔上窄下宽如水袋状,胃下极位于髂嵴水平以下。见于体形瘦长者(图4-2)。

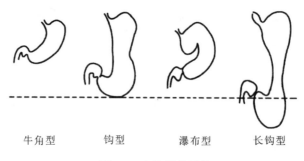

牛角型　　　钩型　　　瀑布型　　　长钩型

图 4-2　人体胃的形状

　　胃的轮廓在胃小弯侧及胃窦大弯侧光滑整齐,胃体大弯侧则呈锯齿状,为横、斜走行的黏膜皱襞所致。

　　胃的黏膜皱襞像,可见皱襞间沟内充以钡剂,呈致密的条纹状影。皱襞则显示为条状透亮影。胃小弯侧的皱襞平行整齐,一般可见 3～5 条。角切迹以后,一部分沿胃小弯走向胃窦,一部分呈扇形分布,斜向大弯。胃体大弯侧的黏膜皱襞为斜行、横行而呈现不规则之锯齿状。胃底部黏膜皱襞排列不规则,相互交错呈网状。胃窦部的黏膜皱襞可为纵行、斜行及横行,收缩时为纵行,舒张时以横行为主,排列不规则。

四、十二指肠

　　十二指肠全程呈 C 形,称为十二指肠曲。上与幽门连接,下与空肠连接,分为上部(球部)、降部、水平部(横部)和升部。球部呈锥形,两缘对称,尖部指向右后方,底部平整,球底两侧称为隐窝或穹隆,幽门开口于底部中央。球部轮廓光滑整齐,黏膜皱襞为纵行、彼此平行的条纹。降部以下黏膜皱襞的形态与空肠相似,呈羽毛状。球部的运动为整体性收缩,可一次将钡剂排入降部。降、升部的蠕动多呈波浪状向前推进。十二指肠正常时可有逆蠕动。

五、空肠与回肠

　　空肠与回肠之间没有明确的分界,但上段空肠与下段回肠的表现大不相同。空肠大部位于左上中腹,多见有环状皱襞,蠕动活跃,常显示为羽毛状影像,如肠内钡剂少则表现为雪花状影像。回肠肠腔略小,皱襞少而浅,蠕动不活跃,常显示为充盈像,轮廓光滑。肠管内钡剂较少、收缩或加压时可以显示黏膜皱襞影像,呈纵行或斜行。末端回肠自盆腔向右上行与盲肠相接。回盲瓣的上下缘呈唇状突起,在充钡的盲肠中形成透明影。小肠的蠕动是推进性运动,空肠蠕动迅速有力,回肠慢而弱。有时可见小肠的分节运动。服钡后 2～6 小时钡的先端可达盲肠,7~9小时小肠排空。

六、大肠

大肠分盲肠、升结肠、横结肠、降结肠、乙状结肠和直肠,绕行于腹腔四周。升、横结肠转弯处为肝曲,横、降结肠转弯处为脾曲。横结肠和乙状结肠的位置及长度变化较大,其余各段较固定。直肠居骶骨之前,其后部与骶骨前缘紧密相连。大肠中直肠壶腹最宽,其次为盲肠,盲肠以下各肠管逐渐变小。但其长度和宽度随肠管充盈状态及张力有所不同。

大肠充钡后,X线主要特征为结肠袋,表现为对称的袋状突出。它们之间由半月襞形成不完全的间隔。结肠袋的数目、大小、深浅因人因时而异,横结肠以上较明显,降结肠以下逐渐变浅,至乙状结肠接近消失,直肠则没有结肠袋。大肠黏膜皱襞为纵、横、斜3种方向交错结合状表现。盲肠、升、横结肠皱襞密集,以斜行和横行为主,降结肠以下皱襞渐稀且以纵行为主。

大肠的蠕动主要是总体蠕动,右半结肠出现强烈的收缩,呈细条状,将钡剂迅速推向远侧。结肠的充盈和排空时间差异较大,一般服钡后6小时可达肝曲,12小时可达脾曲,24~48小时排空。

阑尾在服钡或钡剂灌肠时均可能显影,呈长条状影,位于盲肠内下方。一般粗细均匀,边缘光滑,易推动。阑尾不显影、充盈不均匀或其中有粪石造成的充盈缺损不一定是病理性的改变,阑尾排空时间与盲肠相同,但有时可延迟达72小时。

第四节 消化道异常X线表现

钡剂造影显示的是胃肠道内腔或内壁。当胃肠道病变引起黏膜和管腔改变时,可由胃肠造影检查显示。胃肠的炎症、溃疡、肿瘤可以造成其形态和功能等多方面的改变。

一、胃肠道轮廓改变

胃肠道壁发生病变,可使其轮廓发生改变。

(一)龛影

龛影是由于胃肠道壁产生溃烂或凹陷,达到一定深度,造影时被钡剂填充,当 X 线呈切线位投影时,形成一突出于腔外的钡斑影像。如胃溃疡时,形成的突出于胃腔之外半圆形钡斑影像,称之为龛影或壁龛(图 4-3)。

(二)憩室

憩室是由于钡剂经过胃肠道管壁的薄弱向外膨出形成的囊袋状空腔,或是由于管腔外邻近组织病变的粘连、牵拉造成管壁全层向外突出的囊袋状影像,其内及附近的黏膜皱襞形态正常,称之为憩室。

(三)充盈缺损

充盈缺损是指充钡胃肠道轮廓的局部向腔内突入而未被钡剂充盈的影像(图 4-4)。如来自胃肠道肿瘤突向腔内而形成的影像,是肿瘤的直接征象。胃肠道的炎性肉芽肿及异物等亦可见此征象。

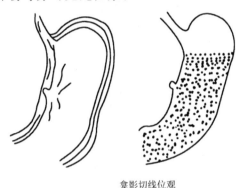

龛影切线位观

图 4-3 胃溃疡龛影

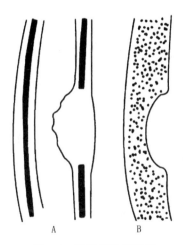

图 4-4 胃溃疡充盈缺损

A.食管壁向腔内生长菜花样肿块;B.造影示充盈缺损

二、黏膜皱襞的改变

黏膜皱襞的异常表现对发现早期病变及疾病鉴别诊断有重要意义。

(一)黏膜皱襞破坏

表现为黏膜皱襞影像消失,代之以杂乱而不规则的钡影。与正常的黏膜皱襞有明确分界,从而造成了黏膜皱襞中断现象。大多由于恶性肿瘤侵蚀所致。

(二)黏膜皱襞平坦

表现为皱襞的条纹状影变得平坦而不明显,严重时可完全消失。造成这种表现的原因:一是黏膜和黏膜下层被恶性肿瘤浸润,其特点是形态较为固定而僵硬,与正常黏膜有明显分界,常出现在肿瘤破坏区周围;二是由于黏膜和黏膜下层炎性水肿而引起,与正常黏膜皱襞无明显分界而逐渐移行,常见于溃疡龛影周围。

(三)黏膜皱襞增宽和迂曲

表现为透明条纹影像增宽,也称为黏膜皱襞的肥厚或肥大,伴有走行迂曲、结构紊乱,是黏膜和黏膜下层炎性浸润、肿胀和结缔组织增生所致。多见于慢性胃炎。黏膜下静脉曲张也表现为黏膜皱襞增宽和迂曲。

(四)黏膜皱襞纠集

表现为黏膜皱襞从四周向病变区集中,呈放射或车辐状。常因慢性溃疡性病变产生的纤维结缔组织增生、瘢痕收缩而造成。有时浸润型胃癌的收缩作用也可造成类似改变,但显示僵硬而不规则,有黏膜中断征象。

(五)胃微皱襞改变

胃小区大小、胃小沟粗细及形态的改变对疾病的早期诊断具有一定价值。中度和重度萎缩性胃炎胃小区增大,且大小不均,胃小沟增粗、密度增高。良性溃疡周围胃小区和胃小沟存在,但大小及粗细不均。胃癌局部胃小区和胃小沟完全破坏消失,其周围可见不规则的沟纹。由于胃小区和胃小沟因各种原因并非均能清晰显示,故在判断分析时要慎重。

三、管腔大小的改变

胃肠道管腔的狭窄和扩张是常见的征象。它可为功能性或器质性,腔内或腔外病变以及炎性或肿瘤等。

(一)管腔狭窄

超过正常限度管腔持久性缩小称之为管腔狭窄。病变性质不同引起管腔狭窄的形态也不相同。炎症性狭窄表现范围较广泛,或为分段性,边缘较整齐,病变区和正常区分界欠清;肿瘤性狭窄的范围较局限,边缘不整齐,管壁僵硬,病变区与正常区分界较明显,局部可触及包块;先天性狭窄边缘多光滑而局限;肠粘连引起的狭窄形状不规则,肠管移动度受限,或肠管互相聚拢;痉挛造成的狭窄,形状可以改变,痉挛解除后即恢复正常;外压性狭窄多位于管腔一侧,并可见整齐的压迹,管腔伴有移位。

(二)管腔扩张

超过正常限度的管腔持续性增大称之为管腔扩张。各种原因造成的胃肠道梗阻产生近端胃肠道扩张,累及范围比较长,并可见积气和积液征象,肠管蠕动增强;因胃肠道紧张力降低引起的管腔扩张,也可见积气和积液征象,但肠管蠕动减弱。

四、位置及移动度改变

胃肠道有多种原因可产生位置和移动度改变。例如,腹部肿块可造成对胃肠道的压迫移位,局部胃肠道空虚,并可见弧形压迹,被推移部分之肠管相互聚集;肠管粘连、牵拉造成的位置改变,其移动性受限;腹水可造成小肠位置、分布异常,肠管活动度增大。

五、功能性改变

胃肠道器质性病变常有功能性改变,包括张力、蠕动、运动力和分泌功能等改变,但功能性改变亦可单独存在。

(一)张力改变

胃肠道有一定张力,受神经系统调节与平衡,以维持管径的正常大小。张力增高造成管腔缩窄、变小。而张力低则使管腔扩大。痉挛是局部张力增高,多为暂时性。食管痉挛表现为轮廓呈波浪状,明显时可呈螺旋状。胃大弯痉挛时为一个或多个深浅不等凹陷,其边缘光滑。胃窦痉挛表现为胃窦狭窄,但形状可变,胃壁柔软,解痉药物可消除。十二指肠和回盲部痉挛,使其充盈不良,一旦充盈立即排空呈"激惹"征象。

(二)蠕动的改变

表现蠕动波多少、深浅、运动速度及运动方向的改变。蠕动增强表现为蠕动波增多、加深、运行加快;蠕动减弱表现为蠕动波减少、变浅、运行减慢;逆蠕动表现为与正常运行方向相反的蠕动,常出现于梗阻部位之上方;蠕动消失表现为肿瘤浸润造成局部蠕动消失及胃肠道麻痹造成的广泛性蠕动消失。

(三)运动力的改变

运动力即胃肠道运送食物的能力,服钡造影时,表现为各部分的排空时间。它与胃肠道张力及蠕动等有密切关系。如服钡后4小时胃尚未排空可认为运动力减弱或称之排空延迟;服钡后少于2小时即到达盲肠可认为小肠运动力增强或通过加快;超过6小时为运动力减弱或通过缓慢;超过9小时小肠尚未排空可视为运动力减低或排空延迟。

(四)分泌功能的改变

某些疾病可以引起分泌功能的改变。胃分泌增加造成空腹状态下胃液增多,在站立位可见胃内液面,为空腹潴留,服钡后钡剂不能均匀地涂布在胃壁上而呈絮状下沉和不均匀分布,微细结构显示不清。小肠分泌增加使黏膜皱襞显示模糊或钡剂分散在分泌液中,呈不定形片状影像。大肠分泌增多时,钡剂附着不良,肠管的轮廓显示不清或在黏液中呈现线条状影像。

第五节 食 管 疾 病

一、食管炎症

食管炎症可由多种病因引起,如化学性、机械性、感染性或损伤所致,以胃液反流所致的消化性食管炎及吞食化学腐蚀剂引起的腐蚀性食管炎较为多见。

(一)反流性食管炎

反流性食管炎也称消化性食管炎,为含胃酸与胃消化酶的胃液通过胃食管连接部反流入食管,长期反复地刺激食管黏膜而引起食管下段黏膜的炎症。

X线表现:常用的检查方法为食管双对比造影。病变早期造影检查可能为阴性,或仅可见食管下段数厘米至十几厘米的轻微痉挛性改变,管壁光滑规则,偶见锯齿状第三收缩波;炎症进展时可见管壁毛糙,糜烂引起的针尖状钡点,或星芒状、网织交错之线样龛影,及增生组织所致的颗粒状改变,管壁轻度变形而欠规则;病变晚期瘢痕形成,引起食管腔狭窄,其上段食管扩张,管壁偏移,毛糙,边缘呈毛刺状,狭窄与正常段分界不清,呈移行状。部分患者可显示滑动性食管裂孔疝,特征为横膈上方有疝囊,疝囊上方见狭窄之食管。

(二)腐蚀性食管炎

腐蚀性食管炎为患者吞服或误服腐蚀剂造成的食管损伤与炎症。一般腐蚀剂分为强酸或强碱。

X线表现:X线检查应在急性炎症消退后进行,若疑有食管穿孔或因有咽下困难对比剂可能反流入呼吸道时,宜选用碘油造影。病变发展阶段与损伤程度的不同可有不同的X线表现。病变较轻者,早期食管下段痉挛,黏膜正常或增粗扭曲;后期可不留痕迹或轻度狭窄,狭窄段边缘光整,与正常段移行过渡。病变较重者,受累食管长度增加,但由于腐蚀剂在食管上段停留时间短,一般食管上段损伤常较轻,常以中下段为主,边缘呈锯齿与串珠状,甚至可呈下段管腔逐渐闭塞,呈鼠尾状或漏斗状。狭窄一般为向心性,可呈连续状,也可呈间断状,食管黏膜平坦消失或呈息肉样增粗形成充盈缺损。狭窄上段常有轻度扩张。若有食管穿孔时可见对比剂进入纵隔内,食管气管瘘者则可见到支气管显示对比剂。

二、食管运动功能障碍性疾病

食管运动功能障碍性疾病可由多种病变所致,常见的有食管痉挛、贲门失弛缓症、老年性食管及硬皮病食管改变等。

(一)食管痉挛

食管痉挛指食管任何部分因运动功能失调紊乱所致的食管暂时性狭窄。可为局部性与节段性,也可为弥漫性痉挛。

X线表现:食管造影的X线表现可多样。节段性痉挛者多发生在食管中1/3,表现为间隔1～2 cm的4～5个较深的环形收缩,食管边缘光滑、柔软、黏膜皱襞正常。弥漫性食管痉挛者多见于中下2/3段,为不规则、不协调的收缩波,食管可呈螺旋状、波浪形或串珠状比较对称的狭窄,狭窄段随收缩波而上下移动,管壁光滑、柔软,狭窄近段食管无扩张。

(二)贲门失弛缓症

贲门失弛缓症是指食管下端及贲门部的神经肌肉功能障碍,吞咽动作时弛缓不良,食管缺乏有推动力的蠕动为特征的病变。临床表现为吞咽困难。本病有原发性和继发性之分,原发性一般认为是神经源性疾病,为肌间奥厄巴赫神经节细胞变性减少或缺乏,支配食管的迷走神经背侧运动核变性所致。继发性可由迷走神经切断术、重症肌无力等引起。

X线表现:食管下端自上而下逐渐狭窄呈漏斗状或鸟嘴状(图4-5),狭窄段长短不一,边缘光滑,质地柔软,黏膜皱襞正常,呈光滑的细条影状。钡剂通过贲门受阻,呈间歇性流入胃内,呼气时比吸气时容易进入胃内。狭窄段以上食管不同程度扩张,扩张程度与贲门狭窄程度相关。食管蠕动减弱或消失,代替原发蠕动的是同步低频幅收缩,遍及食管全长,此外,尚有第三收缩波频繁出现。并发炎症及溃疡,则黏膜皱襞紊乱,出现溃疡龛影。

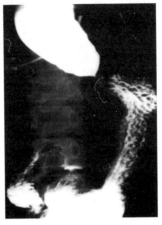

图 4-5　贲门失弛缓症

食管下段明显扩张、增宽,下端呈漏斗状狭窄,边缘光滑整齐,似鸟嘴状改变

三、食管肿瘤

食管肿瘤大多数为恶性,且大多数为癌。食管的良性肿瘤比较少见,其中主要为平滑肌瘤。

(一)食管平滑肌瘤

食管平滑肌瘤为黏膜下壁内的肿瘤,大多数起源于管壁的平滑肌,偶尔来自黏膜下或血管的平滑肌。

X线表现:肿瘤呈边缘完整、光滑、锐利的充盈缺损,呈圆形、椭圆形或分叶状,切线位观察显示为半圆形突向食管腔内之阴影,与食管壁呈钝角(图4-6)。当钡剂大部分通过后,肿瘤上、下方食管收缩,肿瘤处食管似被撑开,肿瘤周围钡剂环绕涂布,其上、下缘呈弓状或环形,称之为"环形征"。肿瘤局部黏膜皱襞完整,但可变细变浅,甚至平坦消失。少部分病例因溃疡形成,或糜烂而有龛影表现。较大的肿瘤或向壁外生长的肿瘤可借助 CT 检查了解其大小、形态、边缘、密度及与邻近脏器的相互关系。

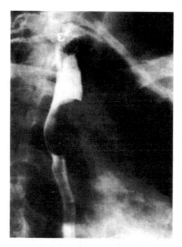

图 4-6　食管平滑肌瘤

食管中上段局限性充盈缺损,边缘光滑整齐,肿瘤周围

钡剂环绕涂布,呈"环形征",周围食管柔软

(二)食管癌

食管癌为我国最常见的恶性肿瘤之一,也是食管最常见的疾病。其发病率北方高于南方,山西、河南为高发区,男性多于女性。多在 40 岁以上发病,50～70 岁之间占多数。

1.早期食管癌的 X 线表现

(1)平坦型:切线位可见管壁边缘欠规则,扩张性略差或钡剂涂布不连续;黏膜粗糙呈细颗粒状或大颗粒网状,提示癌性糜烂。病灶附近黏膜粗细不均、扭曲或聚拢、中断。

(2)隆起型:病变呈不规则状扁平隆起,分叶或花边状边缘,表面呈颗粒状或结节状的充盈缺损,可有溃疡形成。

(3)凹陷型:切线位示管壁边缘轻微不规则,正位像可为单个或数个不规则浅钡斑,其外围见多数小颗粒状隆起或黏膜皱襞集中现象。

2.中晚期食管癌的 X 线表现

(1)髓质型:范围较长的不规则充盈缺损,伴有表面大小不等的龛影,管腔变窄,病灶上下缘与正常食管分界欠清晰,呈移行性,病变处的软组织致密影形成。

(2)蕈伞型:管腔内偏心性的菜花状或蘑菇状充盈缺损,边缘锐利,有小溃疡形成为其特征。与正常食管分界清晰,近端食管轻或中度扩张。

(3)溃疡型:较大不规则的长形龛影,其长径与食管的纵轴一致,龛影位于食管轮廓内,管腔有轻或中度狭窄。

(4)硬化型:管腔呈环状狭窄,范围较局限为 3～5 cm,边界较光整,与正常界区分清楚,钡餐通过受阻,其上方食管扩张(图 4-7)。

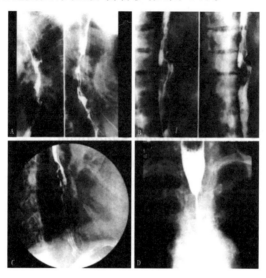

图 4-7　食管癌

A.髓质型;B.蕈伞型;C.溃疡型;D.硬化型

(5)腔内型:累及范围较长,呈巨大息肉样或菜花状充盈缺损,病灶边界清,有浅溃疡,黏膜皱襞中断破坏,管腔扩张而狭窄梗阻不明显为本型特征。中晚期食管癌各型病变均可发展为混合型。

四、食管其他疾病

(一)食管静脉曲张

食管静脉曲张是由食管任何部位的静脉回流障碍所致的疾病。根据曲张的起始部位分为起自食管下段的上行性食管静脉曲张与起自食管上段的下行性食管静脉曲张,前者占绝大多数,故一般所讲的食管静脉曲张是指前者,为门静脉高压的重要并发症,常见于肝硬化。下行性食管静脉曲张常由上腔静脉阻塞而引起。

吞钡后的食管造影表现为:早期下段食管黏膜皱襞增粗或稍迂曲,管腔边缘略呈锯齿状,管壁软,钡剂通过良好。进一步发展,典型者为呈串珠状或蚯蚓状的充盈缺损,管壁边缘不规则,食管腔扩张,蠕动减弱,排空延迟(图 4-8)。胃底静脉曲张则表现为胃底贲门附近黏膜皱襞呈多发息肉状卵圆、类圆形或弧形充盈缺损,偶呈团块状。

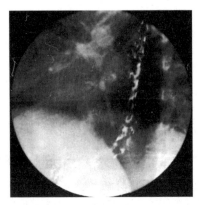

图 4-8　食管静脉曲张

食管中下段黏膜皱襞广泛增粗、迂曲、呈蚯蚓状,管腔内可

见串珠样充盈缺损,食管柔软扩张度好,张力低

(二)食管裂孔疝

食管裂孔疝是指腹腔内脏器通过膈食管裂孔进入胸腔的疾病。疝入的脏器多为胃,是膈疝中最常见的一种。

X线表现:直接征象为膈上疝囊。疝囊大小不等,疝囊的上界与食管间有一收缩环,也即上升的下食管括约肌收缩形成的环或称 A 环,该收缩环与其上方的食管蠕动无关。疝囊的下界为食管裂孔形成的环形缩窄,该缩窄区的宽度常超过 2 cm。当胃食管前庭段上行时,因其上皮交界环位于膈上,管腔舒张时,显示为管腔边缘的膈状切迹,即食管胃环,或称 B 环,此环浅时仅1~2 mm,深时可达 0.5 cm 左右,呈对称性或单侧性切迹表现,通常位于 A 环下方的 2 cm 处。不同类别的食管裂孔疝呈不同的 X 线表现(图 4-9)。

1.短食管型

显示为略短的食管下方接扩大的膈上疝囊,两者之间偶可见局限型环形狭窄(即 A 环)。由于胃及食管前庭段上升至膈上,其疝囊一侧或两侧可出现凹陷切迹(即上升的 B 环)。

2.食管旁型

显示疝囊在食管旁,疝囊上方无 A 环,贲门仍在膈下,钡剂先沿食管贲门流入胃腔,而后进入膈上之疝囊内。

3.混合型

显示贲门位置在膈上,钡剂经沿食管进入贲门后,同时进入膈下之胃腔与膈上之疝囊内,疝囊可压迫食管,见反流征象。

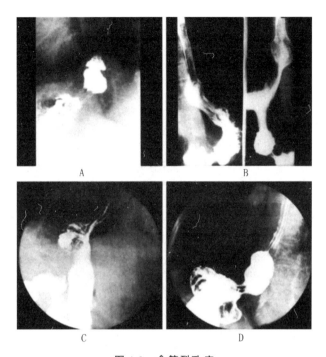

图 4-9　食管裂孔疝

A.滑动型；B.短食管型；C.食管旁型；D.混合型

4.滑动型

膈上疝囊并不固定存在，卧位、头低位时显示，而立位时易消失，其组成为胃食管前庭段及部分胃底。

此外，另一特征为在疝囊内可见粗而迂曲或呈颗粒状的胃黏膜皱襞且经增宽的裂孔与膈下胃黏膜皱襞相连。除以上各自不同类型食管裂孔疝的特征表现外，其共同的间接表现有食管反流、食管胃角变钝、食管下段迂曲增宽及消化性食管炎的征象。

第六节　胃及十二指肠疾病

一、胃炎

胃炎是由各种不同致病因素，如物理、化学、药物、生物等所致的胃壁炎症的总称,病变多局限于黏膜层,但也可累及胃壁深层组织。根据其发病的缓急分为急性胃炎与慢性胃炎。

(一)急性胃炎

急性胃炎指各种外在与内在因素引起的急性广泛性或局限性胃黏膜炎性病变。临床上一般分为单纯性、糜烂性、化脓性与腐蚀性。

X线表现:轻微者X线可无阳性发现。较重者可有胃内滞留液增多,胃黏膜增粗、模糊等非特异性征象,若有穿孔者可见平片或透视下的气腹征象。腐蚀性胃炎累及肌层后于晚期可见因瘢痕收缩所致的胃腔狭窄与梗阻表现。

(二)慢性胃炎

慢性胃炎的病因迄今尚未完全阐明,一般认为物理性、化学性及生物性有害因素持续反复作用于易感人体可引起本病。慢性胃炎的分类方法很多,沿用甚久的为浅表型、萎缩型与肥厚型,前二者多见,而后者十分少见。由于临床症状不典型,所以诊断主要依靠胃镜和活体组织检查。

X线表现:双对比的X线造影对于本病常难做出与病理分类一致的诊断,结合胃镜所见与活检,方能明确分类与程度。

(1)浅表型胃炎:病变轻时常无X线异常改变,中度以上才显示黏膜皱襞略粗、紊乱,局部可有压痛,胃壁软,胃小区、胃小沟改变也轻微。

(2)萎缩型胃炎:由于胃黏膜表层炎症同时伴有黏膜内腺体变少、变小,甚至萎缩,双对比检查时可示胃小沟浅而细,胃小区显示不清或形态不规则。胃腺体萎缩后,多数情况下由于腺窝上皮增生替代而表现为胃黏膜皱襞增粗,胃小沟增宽>1.0 mm,密度高,粗细不一,胃小区增大至3.0～4.0 mm,数目减少。少数情况下黏膜内腺体萎缩的同时,腺体外炎性浸润消退则使黏膜层变薄,皱襞减少、变浅,胃壁轮廓变得光整。

(3)肥厚型胃炎:由于胃黏膜上皮与腺体都出现肥厚,X线黏膜像可见黏膜皱襞隆起、粗大而宽,排列紊乱、扭曲不正,皱襞数量减少,常有多发表浅溃疡及大小不等的息肉样结节,充盈像时,胃轮廓呈波浪状。

此外,慢性胃炎还可出现空腹胃液增多,胃蠕动亢进等非特异性X线征。胃炎也常与胃溃疡、十二指肠球部溃疡与胃黏膜脱垂症并存,在诊查时应引起注意。

二、胃溃疡

胃溃疡是消化道常见疾病。其发病机制尚不甚明了,好发年龄为20～

50 岁。

X线表现：胃溃疡的 X 线表现因溃疡的形状、大小及部位、病理的不同而异。归纳起来可分为两类，即：直接征象代表溃疡本身的改变；间接征象则为溃疡所致的功能性与瘢痕性改变。

胃溃疡的直接征象是龛影，是钡剂充填胃壁缺损处的直接投影，多见于小弯侧，切线位呈乳头状、锥状或其他形状，其边缘光滑整齐，密度均匀，底部平整或略不平(图 4-10)，龛影口部常有一圈黏膜水肿形成的透明带。这种黏膜水肿带为良性溃疡的特征，依其范围与不同位置的显示而有如下表现。①黏膜线：为龛影口部一条宽 1～2 mm 的光滑整齐的透明线。②项圈征：龛影口部的透明带，宽 0.5～1 cm，犹如一项圈。③狭颈征：龛影口部明显狭小，使龛影犹如具有一个狭长的颈。

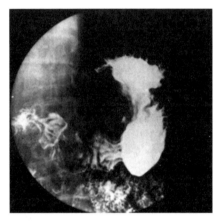

图 4-10　胃溃疡

小弯侧龛影形成

另一良性溃疡的特征为：慢性溃疡周围的瘢痕收缩而形成的黏膜皱襞均匀性纠集。这种皱襞如车轮状向龛影口部集中且达口部边缘并逐渐变窄。

以上这些 X 线征象以双重造影及加压法较易显示。双重造影还可显示线形溃疡，其特点为：线状龛影，呈光整或毛糙的线状沟影，因溃疡深浅不一、宽窄不等及附着钡的多少不同可表现为哑铃状或蝌蚪状。

胃溃疡引起的功能性改变有如下表现。

(1)痉挛性改变：其特征为胃壁上的凹陷，也叫切迹，小弯溃疡在大弯侧的相对应处出现深的痉挛切迹，犹如一个手指指向龛影。胃窦及幽门也常有痉挛性改变。

（2）胃液分泌增多，在无幽门梗阻的情况下，出现少至中量的胃内空腹滞留液，使钡剂不易附着于胃壁而难以显示黏膜皱襞。

（3）胃蠕动的变化，蠕动增强或减弱，张力增高或减低，排空加速或延缓。

此外，龛影部位常有不同程度的压痛及不适感。溃疡好转或愈合时，以上这些功能性改变也常随之减轻或消失。胃溃疡引起的瘢痕性改变可致胃变形与狭窄，小弯侧的溃疡可使小弯短缩，使幽门与贲门靠近，也可使胃体呈环状狭窄而形成"葫芦胃"或"哑铃胃"，而发生在幽门处的溃疡则可引起幽门狭窄或梗阻。

三、胃癌

胃癌是我国最常见的恶性肿瘤之一。其病因至今不明，好发年龄为40～60岁，可以发生在胃的任何部位，但以胃窦、小弯与贲门区常见。

（一）早期胃癌X线表现

胃双对比造影可显示黏膜面的微细结构而对早期胃癌的诊断具有重要价值。

1.隆起型（Ⅰ型）

肿瘤呈类圆形突向胃腔，高度超过5 mm，境界锐利、基底宽、表面粗糙，双重法及加压法显示为大小不等、不规则的充盈缺损，境界锐利清楚。

2.浅表型（Ⅱ型）

肿瘤表浅、平坦，沿黏膜及黏膜下层生长，形状不规则，多数病变边界清楚，少数病变边界不清楚，其中的3个亚型隆起与凹陷均不超过5 mm，在良好的双重法与加压法影像上方能显示出胃小区与胃小沟破坏呈不规则颗粒状杂乱影，有轻微的凹陷与僵直，多数病灶界限清楚。

3.凹陷型（Ⅲ型）

肿瘤形成明显凹陷，深度超过5 mm，形状不规则。双重法及加压法表现为形态不整，边界明显的龛影，其周边的黏膜皱襞可出现截断杵状或融合等，较难与溃疡的龛影区别。

（二）进展期胃癌X线表现

进展期胃癌是指癌组织越过黏膜下层已侵及肌层以下者。亦称中晚期胃癌或侵袭性胃癌，常有远处或近处的癌细胞浸润。不同的类型与不同的部位的肿瘤，X线表现各不相同。

1.Ⅰ型

局限性充盈缺损，形状不规则，表面欠光滑，与邻近胃壁分界清楚。

2.Ⅱ型

不规则龛影,多呈半月形,外缘平直,内缘不整齐而有多个尖角龛影位于胃轮廓之内,龛影外围绕以宽窄不等的透明带即环堤,轮廓不规则但锐利,其中常见结节状或指压状充盈缺损,以上表现称之为半月综合征(图 4-11)。伴有黏膜纠集但中断于环堤外。

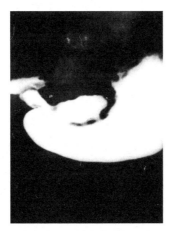

图 4-11　进展期胃癌Ⅱ型

3.Ⅲ型

其特征类似于Ⅱ型,不同之处在于由于浸润生长的缘故,环堤外缘呈斜坡状隆起,宽窄不均且有破坏,与正常胃壁之间无界限,故环堤外缘多不清楚。

4.Ⅳ型

局限型与弥漫型两者均可有胃壁不规则增厚,主要特征为胃壁僵硬,边缘不整,全周性浸润可引起局限性或弥漫性胃腔狭窄、变形。弥漫型者呈典型的皮革胃,弹性消失、僵硬,与正常胃壁间无明确界限之分。黏膜皱襞增宽,挺直或呈结节状,加压检查无变化(图 4-12)。

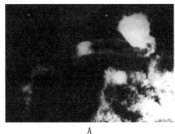
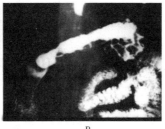

A　　　　　　　　　　　　B

图 4-12　进展期胃癌Ⅳ型

胃腔明显缩小,胃壁僵硬,胃黏膜皱襞消失、破坏,仰卧位(A)及俯卧位(B)胃的形态不变

(三)特殊部位的胃癌

因其部位不同,除具有上述胃癌的共同表现外,尚有某些特点。

1.贲门胃底癌

源于贲门中心周围 2.0～2.5 cm 以内的胃癌,称之为贲门癌。其 X 线表现为:贲门区软组织肿块,呈结节状、分叶状或半球形充盈缺损,常易累及胃底与胃体上部,胃壁僵硬而致胃腔不能扩张。黏膜粗糙或中断,也可伴有贲门区不规则龛影形成。当累及食管下端时,管腔变窄,边缘多不规则可呈虫蚀样,黏膜破坏不连续,透视下可见因肿块阻挡而形成的钡剂分流或转向、喷射征象。

2.胃窦癌

为胃癌另一好发部位,X 线特征有:引起的狭窄段多呈漏斗状,严重者呈长条形或线形,狭窄的边缘极不规则,或呈结节状、胃壁僵硬,蠕动消失,狭窄近端与正常胃交界处分明,可出现"肩胛征"或"袖口征"。前者指狭窄的胃窦与其近端舒张的胃壁相连处呈肩胛状,后者则表现为狭窄近端随蠕动推进套在僵硬段上呈袖口状。

四、胃肉瘤

胃肉瘤指起源于胃黏膜下间叶组织的恶性肿瘤,也称胃非上皮恶性肿瘤。其中以恶性淋巴瘤多见,其次为平滑肌肉瘤,其他类型少见。

(一)恶性淋巴瘤

胃恶性淋巴瘤也称胃淋巴瘤,较少见,但在胃肉瘤中占 70%～80%。以非霍奇金淋巴瘤多见,其余则为霍奇金病。

X 线表现:胃恶性淋巴瘤常见为局限或广泛浸润性表现,前者为黏膜皱襞不规则、粗大,胃壁柔韧度消失,位于胃窦时呈漏斗状狭窄;后者为巨大黏膜皱襞的改变,排列紊乱,胃腔缩窄或变形,但其缩窄与变形程度不及浸润型胃癌。也可有腔内不规则龛影,及菜花样的充盈缺损改变,类似于蕈伞型胃癌。

(二)平滑肌肉瘤

胃平滑肌肉瘤是起源于平滑肌组织的恶性肿瘤,少数为原发恶性,大部分是由良性平滑肌瘤转化而来。发病率较低。

X 线表现:不同类型的肿瘤生长方式及表现各异。胃内型表现为外形光滑或分叶的半球形或球形充盈缺损。基底宽大,邻近胃壁软,黏膜可直达肿瘤边缘,甚至延伸至肿瘤表面,可形成桥形皱襞。其表面可有或大或小溃疡形成之龛影,龛影边缘较光整。胃外型在肿瘤较小时无明显征象,较大者可见胃受压移位或胃壁局限性凹入,局部黏膜拉直或分离,或呈弧形,于局部肿物加压也不易分开。有时可见较深的龛影向外延伸,有胃外肿块和胃内龛影同时显示。混合型可兼有以上两者的表现。

五、胃良性肿瘤

胃良性肿瘤依其起源分为上皮性与非上皮性肿瘤,前者主要为胃息肉,后者则指来源于中胚层组织的平滑肌瘤、纤维瘤、神经纤维瘤、脂肪瘤、血管瘤等。为一组原因不明的少见病。

(一)胃息肉

胃息肉为一组起源于黏膜的隆起性病变,分类意见不一,常见的有增生性息肉与腺瘤性息肉。

X线表现:胃腔内圆形或椭圆形充盈缺损,轮廓光滑,肿瘤区黏膜皱襞消失,周围黏膜正常,胃壁柔软。宽基底的大息肉表面也可不光滑或有分叶,应注意与早期胃癌的隆起型及进展期胃癌的蕈伞型鉴别,若>2.0 cm的息肉,则有癌变可能。

(二)非上皮性肿瘤

平滑肌瘤、纤维瘤、神经源性肿瘤及脂肪瘤是常见的肿瘤。

X线表现:前述多种类型的非上皮性良性肿瘤,共同的X线表现为半圆形或边界光整的充盈缺损,胃黏膜皱襞及蠕动均正常。若并存肿瘤表面溃疡或糜烂者可有小龛影形成。肿瘤较大者可有压迫症状。

六、胃其他疾病

(一)胃幽门黏膜脱垂

胃黏膜脱垂症是由于异常疏松的胃黏膜逆行突入食管或向前通过幽门管脱入十二指肠球部,临床以后者多见,称为胃幽门黏膜脱垂。

X线表现:X线钡餐为诊断胃黏膜脱垂的重要依据。右前斜卧位检查时阳性发现率较高。典型的表现为:十二指肠球部基底部有充盈缺损,呈菜花状、蕈状或伞状,脱入的胃黏膜在球部形成圆形或半圆形的透光区,幽门管增宽,可见正常或肥大的胃黏膜通过幽门管。

(二)胃扭转

凡胃的部分或全部大小弯位置发生变换,即大弯在上面(头侧),小弯在下面

(足侧)均为胃扭转。

X线表现：立位胸腹平片常可见两个气液平面。造影检查时据其类型不同表现各异。

（1）器官轴型扭转，贲门部下降，食管腹段延长，胃远端位置升高，甚至二者在同一水平，胃大弯向右上翻转呈突起的弧形，并向右下方延伸与十二指肠球部及降段相连。胃小弯向下，因而凹面向下，黏膜像可见黏膜皱襞呈螺旋状。

（2）网膜轴型扭转，若扭转角度较大时，胃可绕成环形，胃底移向右下，胃窦移至左上，胃窦和十二指肠近端与胃体部交叉，甚者越过胃体居于左侧。若顺时针扭转，胃窦位于胃体之后，若逆时针扭转则胃窦位于胃体之前（图4-13）。

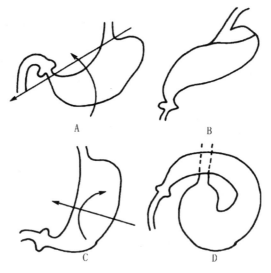

图4-13　胃扭转

A、B.器官轴型扭转，胃大弯向前，向右上方转位；C、D.网膜轴型扭转，胃窦、胃体向左上方环绕扭转，胃底向右下移位

七、十二指肠溃疡

十二指肠溃疡为常见病，较胃溃疡更为多见。最好发于十二指肠球部，其次为十二指肠降部，其他部位则甚为少见。发病多在青壮年。

X线表现：十二指肠溃疡的直接征象为龛影，通常使用加压法可显示为类圆形或米粒状钡斑，边缘大多光滑整齐，周围有一圈透明带，或有放射状黏膜皱襞纠集，可以是单个亦可以是多个。球部因痉挛和瘢痕收缩而变形，是球部溃疡常见而重要的征象，常为球部一侧壁的切迹样凹陷，以大弯侧多见，也可为山字形、三叶形或葫芦形等畸变（图4-14）。许多球部溃疡不易显出龛影，若有恒久的球部变形,也可诊断。

此外,球部溃疡也有表现为钡剂到达球部后不易停留迅速排出的激惹征,幽门痉挛、开放延迟及胃分泌液增多,球部固定的压痛等征象。也常伴有胃炎的一些表现及胃黏膜皱襞的增粗迂曲。

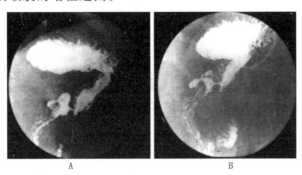

图 4-14　十二指肠球部溃疡

十二指肠球部呈三叶状变形,中心黏膜皱襞纠集,龛影不明显

八、十二指肠憩室

十二指肠憩室为肠壁局部向外膨出的囊袋状病变,比较常见。多发生在十二指肠降部的内后壁,尤其是壶腹周围,其次为十二指肠空肠曲交界处,可单发或多发,年龄多在中年以上。

X线表现:X线造影时仰卧或右前斜位可较好显示十二指肠环,从而容易发现憩室,憩室通常呈圆形或卵圆形囊袋状影突出于肠腔之外,边缘光滑整齐,大小不一,也可见一窄颈与肠腔相连,加压时,可见正常黏膜位于憩室内并与肠壁黏膜相连(图 4-15)。

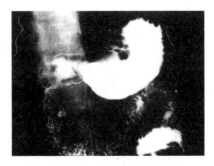

图 4-15　十二指肠憩室

十二指肠降部可见类圆形囊袋状影向肠管外突出,并

有细颈与肠管相通,可见黏膜皱襞伸入其中

九、十二指肠恶性肿瘤

十二指肠恶性肿瘤可以是原发的,也可以是继发于邻近脏器如胃、胆管、胰腺等恶性肿瘤对十二指肠的直接侵蚀。原发恶性肿瘤以腺癌、平滑肌肉瘤、恶性淋巴瘤、类癌居多,尤以腺癌多见。十二指肠原发恶性肿瘤不常见,且应引起重视。

(一)十二指肠癌

十二指肠癌在十二指肠各段的发病率依次为:第 2 段,第 3 段,多在乳头周围,发病率高;第 4 段发生者少见;第 1 段则罕见。

X 线表现:上消化道造影或十二指肠低张造影可有如下特征。

(1)以溃疡为主的不规则龛影或钡斑,周围隆起伴有充盈缺损。

(2)以多发息肉为主的多发不规则息肉样充盈缺损,伴有肠腔变窄。

(3)环状及浸润型表现的局限性环状狭窄,肠壁僵硬,不能扩张及狭窄近端的十二指肠扩张或伴有胃扩张与潴留。此外,尚有黏膜消失,破坏,中断的恶性表现。

(二)十二指肠肉瘤

十分少见,大多数为平滑肌肉瘤与恶性淋巴瘤。

X 线表现:十二指肠腔内较光滑的充盈缺损,黏膜破坏及管壁僵硬表现轻,管腔狭窄不明显,邻近胃窦与小肠有受压或推挤移位的改变者多考虑平滑肌肉瘤。淋巴瘤的表现则呈多样性,充盈缺损或溃疡均可存在,黏膜肥厚形成结节或黏膜消失,管壁也可僵硬,管腔虽窄但仍有一定伸展性,无明显梗阻表现。多伴有其他部位淋巴瘤的证据。

第七节 肠 道 疾 病

一、小肠结核

小肠结核感染途径可为:①肠源性。吞食痰液或污染物,为肠结核的主要感染方式。②血源性。肺结核的血行播散。③周围脏器结核的蔓延。常见的症状有腹痛、腹泻、发热。实验室检查共有的表现为血沉增快,结核菌素试验阳性。

小肠结核好发部位为回盲部,其次为回肠、空肠,严重者可累及升结肠。

X线表现:溃疡型由于炎症与溃疡的刺激,钡剂通过时激惹征象明显,表现为钡剂排空加快,无钡剂或仅有极少钡剂存留,而病变近端与远端充盈状态良好,犹如跳越一段肠管,故有"跳跃征"之称。病变处黏膜皱襞不规则增粗、紊乱,有时可见斑点状龛影,充盈的肠管也可为边缘不规则的锯齿状,病变发展至后期,由于瘢痕组织收缩、纤维组织增生、管壁增厚,可见管腔变窄、变形、近端肠管扩张淤滞。增殖型的表现则以肠管不规则变形狭窄为主,可伴有黏膜粗糙紊乱及多发小息肉样或占位样充盈缺损,较少有龛影与激惹征表现。此外,回肠结核多伴有局限性腹膜炎与周围肠管粘连,致肠管分布紊乱,盲肠也可向上牵拉变形,另一特征为肠结核的病变多为移行性病变,因而与正常部分之间无明显界限。

二、小肠肿瘤

小肠良性肿瘤据其发病率依次为腺瘤、平滑肌瘤、血管瘤与脂肪瘤。腺瘤多发生在近端小肠,平滑肌瘤则多发生在空肠与回肠。多数患者长期症状出现,肿瘤至一定程度时可产生肠套叠与肠梗阻,而平滑肌瘤、血管瘤、腺瘤等又可间断性出现黑便或血便,也可引起贫血。

(一)腺瘤

小肠腺瘤是最常见的小肠黏膜肿瘤,约占小肠良性肿瘤的1/4。可单发或多发,多在1.0 cm左右,呈圆形或椭圆形,有蒂或无蒂,少数可有分叶,表面多光整,有恶变潜能。

X线表现:小肠造影常见的征象为圆形或椭圆形充盈缺损,表面光滑,境界清晰,少数可有分叶,带蒂亦可活动移位。本病的钡剂造影表现典型,但有时不易与其他腔内生长的良性肿瘤鉴别,若肿瘤>1.0 cm,应警惕有恶变可能,若肿瘤表面有不规则钡斑或龛影时则应考虑恶变。

(二)平滑肌瘤

小肠平滑肌瘤也为常见的小肠良性肿瘤之一,起源于肠壁肌层,是黏膜下或浆膜下肿瘤。发生在浆膜下肌层,向肠壁外生长者称腔外型;发生在黏膜下肌层向腔内生长者称腔内型;瘤体部分向腔内、部分向腔外生长者为哑铃型。本病多为单发,边界清晰,呈圆形或椭圆形,较大者亦可有分叶或结节,也常因缺血而发生囊变,表面也常有溃疡,有时也可形成瘘管。

X线表现:小肠平滑肌瘤诊断的主要方法为X线造影与肠系膜动脉造影。

双对比 X 线随其大小及类型而表现各异。腔内型者呈偏心性圆、椭圆形充盈缺损,表面光滑,也可有钡斑或龛影,局部管腔变窄,但梗阻征象不明显;腔外型则表现为局部肠腔稍窄,形成弧形压迹,黏膜平坦,相邻肠腔受压、推移,形成一无肠管区,可触及肿块;而哑铃型者则兼有以上两者的特点。若肿瘤带蒂者,无论腔内、腔外均可有一定移动性。

三、小肠恶性肿瘤

小肠恶性肿瘤比较少见,约占胃肠道恶性肿瘤的 1%。以腺癌、类癌、平滑肌肉瘤和非霍奇金淋巴瘤最为多见。男性略多于女性,常有的症状为腹痛、恶心呕吐、少量胃肠出血、腹块及不同程度的肠梗阻与肠套叠。

(一)腺癌

腺癌好发于空肠近端与回肠远端,通常癌呈结节样隆起或息肉状凸入肠腔,亦可在肠壁内浸润生长形成环形狭窄。

X 线表现:肠腔内不规则充盈缺损,伴有不规则龛影,及边界清晰的管腔狭窄,管壁僵硬,黏膜皱襞破坏,钡剂通过受阻及近端管腔扩张为本病的常见征象。

(二)淋巴瘤

小肠淋巴瘤起源于肠壁黏膜下淋巴组织,可多源性发生,其发展向外可侵入浆膜层、肠系膜及其淋巴结,向内则浸润黏膜。

X 线表现:钡餐造影常见的表现为伴有溃疡的多发大小不一的结节状充盈缺损,范围较长的管腔不规则狭窄与扩张夹杂存在,伴有管壁僵硬;也可为充盈缺损不明显而呈肠张力减低的扩张改变,多由黏膜下神经丛或肌层受累引起;若病变向肠腔外浸润时可有小肠外压性移位及部分肠壁浸润的表现。由于受累肠管粘连、固定,可伴发肠套叠的征象。

四、小肠其他疾病

(一)肠套叠

指肠管向远端或近端的肠腔内套入。其病因及发病机制尚不完全明了。大多数的肠套叠在婴儿属急性原发性,腹腔内无任何器质性因素。由于肠壁器质性病变而引发的肠套叠多见于成人,为慢性反复发作,可由憩室、息肉或肿瘤等因素所致。

X 线表现:本病的诊断主要靠 X 线平片与钡餐、钡灌肠检查,且对某些部位套叠通过空气灌肠压力整复法可达到治疗目的。造影与平片可见腹部软组织块影,多在右中、右下或肝曲部,也可有不同程度肠梗阻表现,肠管扩张或气液平面。造影检查时,套叠头部在钡剂对比下显示为充盈缺损,不同切面可呈头部杯口状,或钡剂进入套鞘内而呈钳状,也可为头部呈球形或哑铃形,钡剂排出后附着于黏膜皱襞的钡剂显示为螺旋弹簧状。空气灌肠检查时,套入部呈软组织块影,也由于切面的不同而呈半圆形,哑铃形,在气体对比下显示清晰。

压力整复法是指利用钡或空气灌肠整复早期肠套叠的方法,常用于小肠急性肠套叠,病程在 24 小时之内,排除了肠坏死与肠穿孔等腹膜炎征象,简便易行,痛苦少,疗效好。

(二)小肠吸收不良综合征

又称小肠功能紊乱,是指各种原因致使小肠对营养物质吸收不良而产生的综合征。

X线表现:平片呈小肠积气、积液,钡餐造影则可见钡剂在肠管内聚集、分节与雪片状分布,黏膜皱襞增粗、紊乱或模糊不清甚至消失。钡剂抵达盲肠及小肠完全排空时间缩短提前或延迟。

五、溃疡性结肠炎

溃疡性结肠炎是一种非特异性大肠黏膜的慢性炎症性病变。其病因尚不明了,多数学者认为与免疫异常、感染、遗传等因素有关。常发生于青壮年,20～40 岁之间,男女性别无显著差异。病变多在结肠下段,也可遍及整个结肠甚至末端回肠。

X线表现:本病的主要诊查方法为双对比结肠造影,疑有结肠中毒扩张者应行腹部平片检查,以防穿孔。溃疡性结肠炎的 X 线表现依其初发与发展至晚期而不尽相同。在初发早期阶段,病变处常有刺激性痉挛收缩,肠腔变窄,结肠袋变浅甚至消失,肠管蠕动增强,钡剂排空加快,有时钡剂呈分节散在,黏膜皱襞粗细不均、紊乱,甚至消失。当溃疡形成时,多发的浅小溃疡在结肠充盈相上显示为肠壁外缘的锯齿状改变,排空相则可见许多小尖刺形成,若较大的溃疡则形成结肠外缘不规则锯齿状,有时向外突出呈领口状或 T 形溃疡,为溃疡穿至肠壁所致;当炎性息肉形成时,肠管外缘呈毛糙或高低不平、浅深不一的小圆形充盈缺损,黏膜相示黏膜皱襞粗乱,腔内有大小不等的颗粒样或息肉样充盈缺损。进一步发展至晚期则是由于肠壁广泛纤维化导致的肠腔狭窄与肠管短缩,结肠袋形消失,边缘僵直或浅弧形,肝曲与脾曲圆钝下移,横结肠平直或盲肠上移等;严重的纤维化,肠管在充盈或黏膜相上,病变处狭窄肠管多光滑僵硬,肠管舒张与收缩均显示不佳,呈水管状。

典型的溃疡性结肠炎诊断主要依据黏液血便,对抗菌药物无效,结合内镜和细菌培养排除感染性肠炎即可确诊。

六、结肠结核

结肠结核是比较多见的疾病。其病理和临床症状与小肠结核类似。结肠结核也都由回盲部开始,盲肠受侵较著并常延及升结肠,次为横结肠,而左侧结肠受累的极少见。因肠系膜受累,大部增厚、变硬及粘连收缩而使盲肠向上牵引。病理上常将肠结核分为溃疡型和增殖型,然而实际上不能截然分开。

X线表现:X线检查以钡餐为主,必要时可辅以钡剂灌肠检查。

(1)溃疡型结肠结核的主要X线表现为:病变区肠管痉挛收缩,黏膜皱襞紊乱,钡剂抵达病变区时,不能在该区滞留而迅即被驱向远侧肠管,而致盲肠、升结肠的一部分不充盈,或仅有少量钡剂充盈呈细线状,而其上下肠管则充盈正常,即所谓"跳跃"征,为溃疡型肠结核的典型表现。钡剂灌肠时可见回盲部并无器质性狭窄,钡剂可使肠管扩张而充盈,此时尚可见黏膜及黏膜下淋巴结干酪病灶破溃而形成多数小溃疡的表现,呈小点状或小刺状突出于腔外的龛影。

(2)增殖型结肠结核也常并有回肠末端的病变,黏膜上可见小息肉样增生,形成黄豆、绿豆大小的充盈缺损,结肠壁增厚致肠腔缩小、缩短、变形、僵直、结肠袋消失,但无梗阻发生。回盲瓣常受累,表现为增生肥厚,使盲肠内侧壁凹陷变形,致末端回肠扩大及小肠排空延迟。若升结肠与横结肠受累,也呈短缩、肠管不规则狭窄向内向下移位的表现。

虽然结肠结核X线钡剂检查常发现肠管狭窄、充盈缺损、黏膜破坏、肠壁僵硬等表现,但与结肠癌、克罗恩病、恶性淋巴瘤的特点极为相似。肠镜检查及活检对其诊断与鉴别诊断有重要意义。活检组织结核菌PCR检查则具有更高的诊断价值。

七、结肠直肠癌

结肠直肠癌是常见的胃肠道恶性肿瘤,发病率仅低于胃癌与食管癌,但近年来有增加的趋势。结肠直肠癌分布以直肠与乙状结肠多见,占70%左右。发病年龄以40~50岁最多,男性患者较多。本病病因不详,但与高脂低纤维饮食因素及某些息肉病、血吸虫病、溃疡性结肠炎有关。

X线表现:钡剂灌肠、气钡双重造影是常用的行之有效的X线检查方法。X线表现依类型不同而表现各异。

(一)增生型

腔内出现不规则的充盈缺损,轮廓不整,病变多发生于肠壁的一侧,表面黏膜皱襞破坏中断或消失,局部肠壁僵硬平直,结肠袋消失,肿瘤较大时可使钡剂通过困难,病变区可及肿块。

(二)浸润型

病变区肠管狭窄,常累及一小段肠管,狭窄可偏于一侧或环绕整个肠壁形成环状狭窄,其轮廓可光滑整齐,也可呈不规则状,肠壁僵硬,黏膜破坏消失,病变区界限清晰,本型常可引起梗阻,甚至钡剂止于肿瘤的下界完全不能通过,病变区亦可触及肿块(图 4-16)。

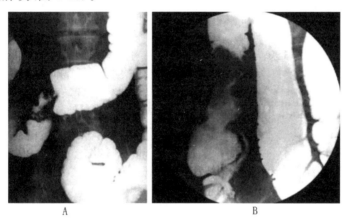

A B

图 4-16　结肠癌

A.显示浸润型结肠癌,横结肠可见管腔局限性环形狭窄,管壁僵硬,
与正常肠管分界突然;B.显示覃伞型结肠癌,升结肠腔内可见一充盈
缺损影,呈息肉状突入肠腔,基底宽,局部黏膜皱襞破坏消失

(三)溃疡型

肠腔内较大的龛影,形状多不规则,边界多不整齐,具有一些尖角,龛影周围有不同程度的充盈缺损与狭窄,黏膜破坏中断,肠壁僵硬,结肠袋消失。

八、结肠息肉及息肉综合征

结肠息肉为隆起于结肠黏膜上皮表面的局限性病变,可以是广基底的,短蒂或长蒂的。若结肠内有为数甚多的息肉存在即称息肉综合征。

X线表现:本病首选的检查方法为双对比钡灌肠造影。息肉一般表现为结肠腔内境界光滑锐利的圆形充盈缺损,有时可呈分叶状或绒毛状。双对比相息肉呈表面涂有钡剂的环形软组织影,有时亦可见长短不一的蒂,蒂长者的息肉可有一定的活动性。有的息肉也可以自行脱落随大便排出。值得注意的是息肉尤其是腺瘤息肉可恶变,绒毛状息肉恶变率更高。一般认为,直径>2.0 cm以上者恶变概率高,而带长蒂的息肉恶变机会小。若有如下表现者应考虑恶变:体积短期内迅速增大,息肉的外形不光滑不规则;带蒂的息肉顶端增大并进入蒂内,致蒂变短形成一广基底肿块;息肉基底部肠壁形成凹陷切迹,提示癌组织浸润致肠壁收缩。

CT结肠仿真内镜作为新的影像检查技术具有依从性好、无创、检查时间短等优点,其图像能直接清晰显示息肉形态,对其诊断具有较高敏感度,特别是直径>5 mm的息肉。

九、阑尾疾病

阑尾的X线检查包括腹部平片、钡餐检查及钡灌肠,对大多数常见病如慢性阑尾炎、阑尾周围脓肿等疾病可以做出诊断。

(一)慢性阑尾炎

慢性阑尾炎可由急性阑尾炎转化而来,也可由于阑尾粪石、异物、寄生虫等引起管腔梗阻与刺激而导致阑尾慢性感染。

X线表现:透视下阑尾处有局限性固定性压痛,且随着推移阑尾,压痛点也随其移位。阑尾显影不全或变形扭曲也较为常见,此外也常可见到阑尾与盲肠、回肠末端的粘连现象。本病的征象较多,但不能仅靠某一征象就下结论,而应密切结合临床病史与体征。

(二)阑尾周围脓肿

阑尾穿孔后可形成阑尾周围脓肿,其部位在阑尾附近,通常邻近盲肠及回肠末端。脓肿可在右下髂窝或在盆腔内,但当阑尾位置异常或其长度较长时,脓肿可在腹腔的任何部位。

阑尾周围脓肿的X线平片表现为:右下腹软组织肿块,充气的盲肠及邻近的回肠被推压移位,软组织块内可因细菌产生气体小泡而有不规则透亮区,若脓肿液化则在立位平片上可呈液平面表现。钡餐造影可见邻近肠管有激惹痉挛表现,肠腔缩小与盲肠短缩;钡灌肠时则可在盲肠基底部的内侧有外压表现,阑尾不显影不能充盈。若有大量脓液进入盆腔或流入乙状结肠附近,可形成乙状结肠或直肠旁脓肿,钡灌肠可见肠管移位和压迹。

(三)阑尾黏液囊肿

阑尾黏液囊肿多继发于阑尾炎症,炎症致阑尾腔闭锁,而远端的黏膜腺体功能仍然保留,继续分泌黏液,黏液聚积使管腔增大,管壁变薄形成的圆形或椭圆形囊肿。囊肿内充满黄色黏液,囊壁可纤维化、钙化。其大小不等,一般直径为5～6 cm,个别可超过 10 cm。本病的症状类似于阑尾炎,有腹痛或不适,右下腹压痛,有时可扪及囊性包块。

X线表现:钡餐或钡灌肠时,对比剂多不能致阑尾显影或仅有近端的小段阑尾显影。同时可见右下腹圆形或椭圆形界限清晰的软组织肿块与盲肠相连,或与盲肠同时移动;肿块较大者可压迫盲肠形成广基底的圆形充盈缺损,回肠末端也呈向上有推移的表现。

第五章

介入放射技术

第一节　经导管血管栓塞术

经导管血管栓塞术(transcatheter arterial embolization,TAE)是介入放射学的基本技术之一,是指在 X 线电视透视下经导管向靶血管内注入或送入某种栓塞物质,使之闭塞,从而达到预期治疗目的的一项技术,急诊介入主要用于治疗血管性出血及肿瘤、实体器官的破裂出血。TAE 在介入放射学中的作用与结扎术和切除术在外科学中的角色类似。因本术具有微创性、全程影像引导和选择性靶血管插管技术而使得栓塞的准确性和可控性大大提高,成为一项崭新的革命性的临床治疗方法。

Lussenhop 等在 20 世纪 60 年代试用冻干牛心包碎片经导管注入脊髓动脉,治疗无法手术的脊髓 AVM,此后 TAE 逐步在临床推广应用。20 世纪 70 年代至 80 年代初,分别出现 TAE 用于治疗胃十二指肠和鼻出血,治疗以肾癌为代表的恶性肿瘤和以脑膜瘤为代表的富血性良性肿瘤以及脾功能亢进、脑动脉瘤和 AVM 等。其间多种栓塞物质被研究开发,经受考验的常用的有吸收性明胶海绵、聚乙烯醇、组织黏合剂、弹簧钢圈、可脱离球囊、无水乙醇等,这为 TAE 技术的发展奠定了基础。特别是电解可脱性铂金圈、可脱性钢圈和房间隔封堵器的应用,使 TAE 在栓塞动脉瘤、巨大的异常血管通道(如动静脉瘘、动脉导管未闭、房间隔缺损)等方面的安全性、准确性和疗效显著提高。

一、治疗机制

栓塞物质经导管注入靶血管内,使血管发生栓塞,进而对靶血管、靶器官和局部血流动力学造成不同程度的影响:阻塞或破坏异常血管床、腔隙和通道使血流动力学恢复正常;阻塞血管使之远端压力下降或直接从血管内封堵破裂的血管以利于止血;使肿瘤或靶器官造成缺血坏死。

(一)对靶血管的影响

栓塞的目标血管称为靶血管,它通常包括主干、小动脉和外周三大部分。栓塞物质可分别使毛细血管床、小动脉和主干,或三者同时被栓塞。栓塞物质对靶血管的影响与其性质有关。一般同体栓塞剂进入靶血管后,在与其直径相同的血管内停留下来,形成机械性栓塞,在此基础上栓子周围及被栓血管的远端和近端常可并发血栓形成,造成局部血流中断。一般固体栓子对血管壁的结构不产生破坏。栓塞后早期镜下观察血管壁的内皮、肌层和外层保持完整。栓子周围可见异物反应。随着时间的延长,部分可吸收的栓塞剂被吸收后,可观察到血管的机化和血管的再通。未再通者血管萎缩变细,结构模糊,甚至消失,局部纤维化,血管永久性闭塞。液体栓塞剂如无水乙醇,多通过化学破坏作用损伤血管内皮,并使血液有形成分凝固破坏成泥状,从而淤塞毛细血管床,并引起小动脉继发血栓形成。栓塞后早期镜下即可见小动脉及毛细血管广泛血栓形成,血管内皮细胞肿胀、脱落。栓塞后一个月左右,镜下可见血栓机化,较少有再通现象,血管结构破坏,甚至仅轮廓残存。

栓塞后血管是否再通的影响因素很多,主要有:①栓塞物质是否可被吸收,不能被吸收的固体栓塞物质,如医用胶类、不锈钢圈、PVA颗粒等,造成的局部血管栓塞多不再通;可被吸收的栓塞物质如自体血凝块、明胶海绵等,则较易再通,但靶血管被可吸收物质长段充填,再通亦十分困难。②能对靶血管造成严重伤害的栓塞剂如无水乙醇等,栓塞后血管较难再通,即使部分再通,血管亦明显变细。③栓塞的靶血管为终末血管,缺乏侧支循环,栓塞后不易再通,反之易再通。④靶器官栓塞后大部坏死,则血管难再通,少或无坏死者多可再通。

(二)对靶器官的影响

被栓塞血管的供应器官、肿瘤或血管本身统称为靶器官。栓塞靶器官供血动脉的直接后果是造成局部不同程度缺血,进而根据不同靶器官对缺血的耐受性和不同栓塞程度以及栓塞方式而产生不同的影响。①重度缺血坏死,栓塞使大部分组织器官缺血坏死,并伴随功能丧失和随后的萎缩吸收或液化坏死,多发生在缺少侧支血供的器官如肾、脾。使用液态栓塞物质易造成大范围坏死,因其作用强烈通常可造成大范围的靶血管栓塞,侧支循环不易建立。②中度缺血坏死,靶器官部分缺血坏死,通常发生在栓塞程度较轻、小动脉栓塞或靶器官存在较丰富的侧支循环等情况下,可伴有器官功能的部分丧失,如脑动脉栓塞,部分性脾、肾动脉栓塞;使用微粒和液态栓塞物质作某动脉分支的栓塞,亦可造成局部坏死,而同样情况下使用其他较大颗粒栓塞物质则不造成坏死。③轻度缺血坏死,靶器官缺血,但不产生坏死,且缺血可通过侧支循环血供代偿而恢复,因此,对器官的功能影响为一过性,多无严重的后遗症,此影响多产生存有丰富血供的器官,如胃、十二指肠、头面部和盆腔,双重血供的器官如肝脏、肺脏,用较大的栓塞物栓塞动脉主干如脾动脉主干栓塞。

(三)栓塞水平和栓塞程度

栓塞水平是指栓塞剂到达或闭塞血管的位置,可分为毛细血管、小动脉、动脉主干和广泛水平栓塞几种(图 5-1)。毛细血管水平栓塞常使靶器官产生严重坏死。小动脉栓塞,栓塞后侧支循环较易建立,除靶器官缺乏侧支血供的情况外,多不造成靶器官的严重坏死。主干栓塞后其分支血压迅速下降,侧支循环极易建立,除心、脑对缺血、缺氧极为敏感的器官外,极少造成靶器官坏死。广泛水平血管栓塞是指以上三者均被同时或相继栓塞,可产生严重的靶器官坏死。

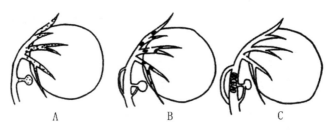

图 5-1　不同水平的栓塞

A.毛细血管;B.小动脉;C.动脉主干

栓塞程度是指靶血管和/或所属分支闭塞的比例,或可理解为栓塞后靶血管血流减少的程度,可造成相应程度的靶器官坏死。如一个靶器官有数条供应的动脉,仅栓塞 50% 以下的供血动脉可称为部分栓塞,50%～90% 的栓塞称为大部栓塞,90% 以上的栓塞可称为完全性栓塞。栓塞程度越高,靶器官坏死的范围越大。

(四)对局部血流动力学的影响

血管一旦被栓塞,局部血流动力学会发生改变,从而实现栓塞的治疗作用。

(1)局部血供中断或明显减少,潜在的侧支通路开放对靶器官供血。此情况常出现于动脉主干及小动脉水平的栓塞,由于远端的毛细血管床尚未严重受累,且呈低压状态,侧支循环易于建立。若对毛细血管床进行完全性栓塞,则侧支循环不易建立。

(2)栓塞后血液发生重分布,对于双重血供的器官如头面部、胃十二指肠、盆腔等,对其一支或一侧动脉主干的栓塞,很快可由另一支或对侧动脉代偿供血。虽然血供不一定能恢复到先前的状态,但在一般情况下不致产生缺血症状,且随着时间的延长,局部供血量可恢复至接近栓塞前水平。

(3)恰当的栓塞可使异常循环所致的盗血、分流、涡流等得到纠正或解除,如治疗各种动静脉畸形、动静脉瘘、动脉瘤和静脉曲张等。

(4)栓塞术通过直接用栓塞物质堵塞破裂的血管,或将出血动脉近端栓塞,使之压力下降并继发局部血管痉挛性收缩或继发性血栓形成而达到止血的目的。

二、使用器材及操作方法

(一)器材

用于栓塞术的器材主要为常用的导管和导丝,在此仅介绍较新的特殊器材。

1.导管

除普通导管外,现常采用超滑导管,其外层涂有亲水膜,遇水十分光滑,易于随导丝跟进靶血管。再就是应用微导管,一般外径为 $2.8 \sim 3$ F($1F = 0.33$ mm),配有 0.025 in(0.635 mm)的微导丝,可由内径 0.038 in(0.9652 mm)的导管送入,用于超选择插入迂曲的或细小的靶动脉。

2.导丝

为了超选择性插管,目前超滑导丝和超硬导丝亦较常用,前者主要用于进入迂曲的血管,同时可减少血管损伤。超硬导丝可起到良好的支撑力,可引导导管进入成角较大的血管。

(二)操作技术

血管栓塞的操作技术并不十分复杂,正确合理的操作有赖于对血管影像和血流动力学改变的正确诊断。准确的靶血管插管、选择适当的栓塞物质、把握栓塞剂的释放方法、随时监测栓塞程度和控制栓塞范围。所以,对术者的综合知识、手眼协调能力、操作的灵巧性、对器材的感知和临床经验等有相当高的要求。

栓塞术前的血管造影检查是十分必要的,是栓塞的基础。没有清晰的血管造影图像和对其正确的认识,栓塞术即是盲目的。

1.血管造影的目的

包括:①明确病变的诊断,即使已有其他影像学甚至病理学资料,亦应对病变从血管造影诊断方面加以研究,主要包括对病变部位和性质的确定,了解血管本身的解剖位置和变异情况;②明确靶动脉的血流动力学改变,主要包括血管的走行、直径、动静脉显影的时间和顺序、血流速度、侧支循环,以及病变的显影程度和造影剂排空时间等,术后造影则是对栓塞程度和范围评估的重要手段。

选择或超选择性靶血管插管水平可影响栓塞术的疗效和并发症的发生率,原则上要求导管应插入欲被栓塞的血管,而尽量避开非靶血管。对于走行迂曲、复杂的靶血管超选择性插管往往很困难,可采用改变插管入路,选用不同形状的超滑导管和超滑、超硬导丝,甚至微导管等,提高超选择性插管的成功率。

栓塞物质的选择是栓塞术的重要一环。选择适当的栓塞物质可提高疗效,减少并发症。

2.选择的原则

包括:①根据靶血管的直径选择适当大小的栓塞物质;②根据治疗目的选择作用不同性质的栓塞物质,如肿瘤的姑息性治疗选用携带化疗药物的微囊、碘油、吸收性明胶海绵等,动静脉畸形(AVM)、动静脉瘘和动脉瘤等的根治性治疗,则选用永久性栓塞物质,出血或肿瘤术前栓塞则可选用中短期栓塞物质。

栓塞物质经导管注入靶血管的过程是完成栓塞术的关键步骤,栓塞过程中术者需始终注视动态影像,手眼动作协调,以控制栓塞剂的准确释放。

3.常用释放栓塞剂的方法

包括:①低压流控法,即导管插入靶血管但并不阻断其血流,以低压注入栓塞物质,由血流将栓塞剂带到血管远端而形成栓塞的方法,常用于颗粒性和液态栓塞物质的释放,其技术关键是在透视监视下低压注入栓塞物质,边注射边观察造影剂流速和流向,一旦流速减慢或明显减慢即意味着靶动脉前端部分或大部分栓塞,造影物质停滞或反流时证实前方血管已近全部堵塞;②阻控法,即以导管端部嵌入靶学管或以球囊导管阻断其血流,然后再注入栓塞物质的方法,多用于液态栓塞物质的释放,有助于减少血流对液态栓塞物质的稀释,亦防止其反流,本技术并不常用;③定位法,即导管准确插入靶动脉的欲被栓塞的部位,然后送出栓塞物质,完成局部栓塞,常用于大型栓塞物质的释放,技术关键是定位准确,选用栓塞物质较被栓血管直径稍大或与动脉瘤腔大小相近,透视下将栓塞物质经导管送入被栓塞的部位,经注入造影剂证实位置正确,方可释放栓塞物质。

(三)栓塞程度的监测和控制

根据病情选择所需的栓塞程度,以取得较好疗效,且对减轻不良反应和并发症也十分重要的。栓塞不足则疗效欠佳,过度栓塞可造成严重并发症。目前对术中栓塞程度和范围的监测,仍主要依靠术者的经验,缺乏实时量化监测的有效手段。术者根据注入造影物质显示靶血管的血流速度判断栓塞程度。一般认为可见流速变慢时栓塞程度达 30%～50%,明显减慢时达60%～90%,造影剂呈蠕动样前进或停滞则栓塞程度达 90%以上。此种监测方法易受术者经验和血管痉挛等因素影响。分次少量注入造影剂并不断造影复查了解栓塞程度是较好的控制方法。术者必须有一个十分明确的概念,即栓塞剂一旦进入血管是难以取出的,所以宁可注入偏少再追加,而不可过量。

三、临床应用

(一)适应证

(1)止血:特别是动脉性出血,如外伤性盆腔和内脏出血、泌尿系统出血、消化道出血、产科大出血、严重鼻出血和颌面部出血、大咯血、手术后所发生的内出血等(图 5-2)。静脉性出血,主要为保守治疗无效的食管静脉曲张出血,可通过经皮肝穿门脉插管入曲张的胃冠状静脉栓塞止血(图 5-3)。

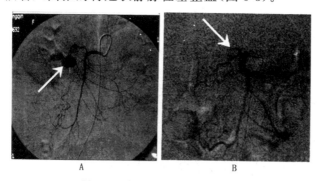

图 5-2　消化道大出血栓塞治疗

A.肠系膜上动脉造影示胰十二指肠下动脉出血(箭头所示);

B.栓塞后造影示造影剂不再溢出(箭头所示)

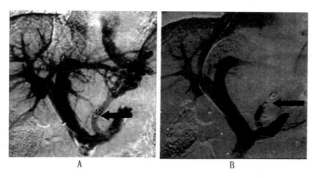

图 5-3　食管静脉曲张大出血栓塞治疗

A.TIPPS 术中造影显示胃冠状静脉及其增粗扩张;B.弹簧圈栓塞后造影显示冠状静脉主干阻塞,其分支消失(箭头所示),消化道出血得以控制

（2）异常血流动力学的纠正或恢复,如 AVM、动静脉瘘、静脉曲张、动脉瘤。

（3）治疗肿瘤,原则上富血管性实体瘤有明确的供血动脉并可插管到位者,均可通过栓塞其供血动脉,使肿瘤缺血坏死,达到缩小肿瘤体积,减轻或消除由其引起的症状,改善患者生存质量和延长生存期;或减少术中出血、获得二期手术切除机会。某些肿瘤可通过栓塞得以根治(图 5-4)。

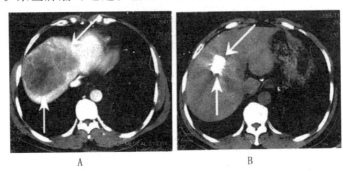

图 5-4　肿瘤栓塞治疗

A.肝右叶实质性肿块,临床诊断为原发性肝癌(箭头所示);

B.多次 TACE 治疗后肿瘤明显固缩,患者存活近 4 年(箭头所示)

（4）内科性器官切除,如脾功能亢进和巨脾、异位妊娠的栓塞治疗。

(二)禁忌证

（1）难以恢复的肝、肾衰竭和恶病质患者。

（2）导管未能深入靶动脉,在栓塞过程中随时有退出的可能。

（3）导管端部前方有重要的非靶血管不能避开,可能发生严重并发症者。

四、栓塞反应及并发症

血管栓塞术既是介入治疗的一个重要手段,又是一个创伤过程。任何组织、器官的栓塞都或多或少地会引起患者的生理反应和病理变化。但若术前准备充分,介入操作规范,术后处理恰当,则可减轻术后反应的程度,降低并发症,并使患者术后早日康复。

(一)栓塞反应

栓塞反应是指靶器官栓塞后出现的、预料中的症状和体征,多为自然过程,对症处理后可康复。其表现及程度与使用栓塞物质的种类、栓塞水平和程度、不同靶器官有关,轻者可无明显症状和体征,重者可出现栓塞后综合征:①疼痛,栓塞后靶器官缺血损伤,释放致痛物质或局部肿胀刺激包膜引起,疼痛可持续

1~10天,并逐渐缓解,但疼痛剧烈者需用镇痛剂,疼痛较严重且持续时间较长者,应注意排除发生并发症的可能;②发热,好发于实质脏器栓塞后和使用吸收性明胶海绵较多者,可能与坏死组织释放的致热物质和坏死组织、明胶等的吸收热有关,体温常在38 ℃左右,脾栓塞时体温可高达39.5 ℃左右,一般坏死组织越多,体温越高,持续时间亦越长,此种反应性发热患者的精神状态常较好,除难以忍受的高热外,在38 ℃以下时,可不予以积极处理,以利于坏死组织的吸收,应注意排除合并感染引起的发热;③消化道反应,主要有恶心、呕吐、食欲下降和腹胀等,多发生于腹部脏器的栓塞治疗后,常持续1~3天,并逐渐好转,仅严重者需对症处理。

(二)并发症

并发症是指术后出现的不期望发生的症状和体征。轻者可通过适当的治疗好转,严重者可致残或致死,应引起重视,尽量避免其发生。

(1)过度栓塞引起的并发症,是指栓塞程度和范围过大,尤其是在使用液态栓塞剂和过量使用颗粒或微小栓塞物质时,其后果是造成大范围组织坏死,引起相应的肝功能衰竭,胃肠、胆管坏死及穿孔,胆汁湖,皮肤坏死,脾液化等。

(2)误栓,是指非靶血管或器官的意外栓塞。其后果与被误栓器官的重要性和误栓程度有关。提高操作技术水平和在有经验的医师指导下进行栓塞可减少或避免其发生。

(3)感染,可发生于所用器材和栓塞剂污染及手术场所消毒不严的情况下,栓塞后大量组织坏死时亦可为感染埋下伏笔。感染常发生在实质性器官,如肝和脾。

五、其他栓塞技术

除用栓塞剂栓塞血管外,还有其他理化方法用于栓塞技术。

(一)电凝法

国外最早由Philips于1973年研究。电源多采用直流恒流电源,阳极用不锈钢导丝,也有人用铂金材料,阴极多用外科电刀设备上的接地板。其机制较复杂,一般认为是多种因素综合作用的结果。正常血管壁内、外存在着内负外正的电位差,而血小板、血细胞及蛋白质为负电荷,当使血管壁成内正外负的电压时,电位差倒转,吸附上述负电荷物质沉积而凝血。此外,离子因素、平滑肌收缩与高温因素也可能有关系。

1.电凝法的优点

(1)定位精确。

(2)栓塞永久。

(3)无反流性误栓。

(4)不引入异物。

(5)可用于血小板减少或肝素化等。

2.电凝法的缺点

(1)阳极导丝易被腐蚀而断裂。

(2)所需通电时间难以预计。

(3)不锈钢微粒可能脱落。

(4)耗时。

(5)需特殊设备与阳极导丝。

(二)热造影剂注入法

热造影剂注入法即将加热到100 ℃的造影剂通过导管注入靶血管内,引起血管壁损伤,注入后1～5天有血栓形成,2周后出现机化,引起血管永久性闭塞。也可用等渗盐水、葡萄糖液加热后注入,应用造影剂的好处是可在透视监视下注入,避免过量。

第二节　经皮腔内血管成形术

一、历史和发展

经皮腔内血管成形术(percutaneous transluminal angioplasty,PTA)是经皮穿刺血管,置入导丝、球囊导管、支架等器械,再通动脉粥样硬化或其他原因所致的血管狭窄或闭塞性病变的介入治疗技术。

1964 年,Dotter 和 Judkins 采用 12 F 同轴导管系统,经预先穿过病变的导丝的引导,通过了动脉阻塞性和狭窄性病变,在阻塞的部位产生了一个开放的动脉内腔,从而里程碑式地宣告了 PTA 的诞生。1974 年,Andreas Gruntzig 发明了聚氯乙烯制成的双腔球囊导管,它以小剖面的球囊导管带入较大剖面的球囊,借助球囊的均匀径向张力将狭窄的管腔扩开,随着这一技术的日趋成熟,PTA

在治疗血管阻塞和狭窄性疾病的应用越来越广泛。

在 20 世纪 80 年代后又陆续出现了几种新的血管成形技术,主要是粥样斑切除术、激光血管成形术、血管内支撑器及超声血管成形术等。一些日新月异的新血管影像技术,如血管镜、血管内超声和 CTA、MRA 等对于 PTA 的发展也起到越来越重要的指导和评价作用。现在 PTA 技术可用于全身动脉、静脉、人造或移植血管狭窄闭塞性疾病的治疗,成为此类病变治疗中不可或缺的重要治疗手段(图 5-5,图 5-6)。

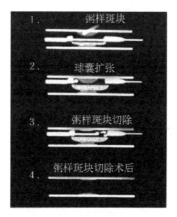

图 5-5　定向冠状动脉粥样斑块切除术

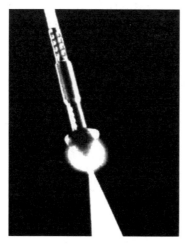

图 5-6　激光血管成形术

二、临床要点

PTA 的机制:充胀的球囊压力造成了狭窄区血管壁内、中膜局限性撕裂,血管壁中膜过度伸展以及动脉粥样斑断裂,从而导致血管壁张力减退和腔径的扩大。激光血管成形术、粥样斑切除术等是利用激光的汽化消融或者机械性内膜切除、吸收设备清除引起血管狭窄的斑块从而治疗血管狭窄、闭塞。PTA 的优点在于对患者创伤小,并发症少,见效快,操作较简便,一旦发生再狭窄可以重复PTA 治疗。

三、适应证与禁忌证

PTA 原来主要用于肢体血管,以后扩展至内脏动脉,如肾动脉、冠状动脉,并且由动脉发展至静脉,如扩张治疗腔静脉狭窄;治疗人造血管、移植血管的狭窄或闭塞。在疾病的急诊介入治疗中,PTA 主要应用于各种原因所致的急性心血管、脑血管、主动脉、颈部血管、肢体血管、肾血管狭窄闭塞所致的急症治疗。

(一)适应证

(1)中等大小血管或大血管局限、孤立性狭窄。

(2)多发、分散的短段狭窄和闭塞:①动脉粥样硬化及大动脉炎引起的有血流动力学意义的血管狭窄或闭塞。②血管搭桥术后吻合口狭窄及移植血管狭窄。③血管肌纤维不良所致的局限性狭窄。④肾动脉狭窄所致的继发性高血压。⑤原发性下腔静脉膜性狭窄或节段性不完全梗阻。⑥血管移植术前病变血管扩张的辅助措施;或因缺血造成截肢,术前试行挽救肢体或降低截肢的水平。

(二)禁忌证

(1)碘过敏(对碘过敏患者,目前已可用 CO_2 行 DSA 造影)。

(2)严重心律失常,心功能不全。

(3)肝、肾功能不全,或凝血机制异常,凝血功能障碍和治疗后的凝血酶原时间<40%。

(4)长段狭窄或闭塞、小血管病变、溃疡性狭窄或已有钙化的狭窄或闭塞病变。对肢体动脉而言,闭塞段血管长度超过 10 cm,或为钙化性狭窄,或伴外周小血管病变;对冠状动脉而言,多支病变,或血管腔内有 3 个月以内新鲜血栓,或溃疡性血管狭窄等。

(5)大动脉炎活动期。

四、器械要求和术前准备

(一)器械要求

PTA 主要使用各式各样的血管球囊成形导管。包括同轴球囊导管(双腔球囊导管)、快速交换球囊导管、切割球囊导管、激光、热球囊导管等。在 PTA 治疗过程中,能否顺利地操作并达到预期的治疗效果,选择合适的球囊导管至关重要。理想的球囊导管应具有良好顺应性,较小的直径有较大的球囊;球囊膨胀后其顺应性很低,有较强的径向张力及较快的充盈与排空速度。球囊导管可有不同的长度和直径,应根据病变的长度和管腔的直径选用,一般长度应超过狭窄段5~10 mm,直径为正常管腔的110%左右。球囊段有2~3个金属标记,表示球囊有效段的两端和中点,常用的球囊膨胀时可耐受404~1 010 kPa。多数血管成形导管为5 F,球囊直径为4~8 mm,双腔型,中孔可通过导丝及注入造影剂,侧孔与球囊相通,可注入造影剂将其膨胀。冠脉与外周小血管的球囊成形导管一般为3 F,球囊直径2~6 mm(图5-7)。

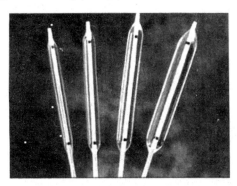

图 5-7　不同直径的球囊

(二)术前准备

介入治疗前应进行全面的体格检查,应进行包括超声、CT、MRI 等详尽的影像学检查,术前的血管造影检查能够提供更为详尽的病变血管解剖,因而是十分必要的。术前的实验室检查包括凝血参数、血小板计数、凝血酶原时间、部分凝血酶原时间和血清肌酐水平。当计划施行肾动脉和髂动脉的 PTA 时,因为存在血管破裂的危险性,推荐进行血型检查。

为了减少并发症和预防再狭窄,从术前 3~5 天开始应用抗血小板聚集药物,如阿司匹林 100~300 mg(1 次/天)、噻氯匹定 250 mg(2 次/天)或氯吡格雷75 mg(1 次/天)。

在 PTA 治疗之前,患者应禁食 8 小时。如果对肾动脉或下肢动脉施行PTA 术,可在介入治疗之前口服的钙通道阻滞剂(硝苯地平 10 mg)防止动脉痉挛。

五、操作技术和注意事项

(一)操作技术

血管造影确定病变位、程度和侧支供血情况以及狭窄上下方的血压、血流动力学改变后,将造影导管换成球囊导管。将球囊置于狭窄区,球囊的中点应与狭窄的中点相吻合,用压力泵或手推稀释的造影剂充胀球囊。充胀的球囊作用于狭窄的血管,使之发生扩张。透视下显示狭窄段对球囊的压迹(蜂腰征),如压迹在球囊的有效扩张段,可继续加压注入,使压迹消失,一般每次扩张 15～30 秒,必要时可重复 2～3 次,将球囊用注射器抽瘪后,退出。扩张结束后,要复查血管造影,了解血管扩张情况,同时再次测量原狭窄区上下方的血压差以确定扩张治疗的效果。

(二)注意事项

导丝通过狭窄段为 PTA 治疗的关键。对完全性闭塞者,需先打通血管。所选球囊直径与狭窄段两端正常管径相当或稍大 1～2 mm,球囊长度应超过狭窄长度 1～2 cm。术中经导管注入 3 000～5 000 U肝素行全身肝素化,同时术中给予 1 000 U/h 静脉滴注。治疗术中,在通过狭窄段时,动作轻柔,防止粗暴操作致使血管痉挛、夹层、穿孔、闭塞,导致 PTA 失败。

六、术后处理和疗效判断

(一)术后处理

一般处理同经血管介入治疗。因术中要用肝素抗凝,术后压迫止血时间应足够(15 分钟),无出血后方可加压包扎。术后继续全身肝素化 24～48 小时,现多使用低分子肝素,如速避凝 0.3～0.4 mL,2 次/天,皮下注射,注意检测出凝血时间,使 INR 值在正常的 1.5～2.5 倍,3 天后改服用阿司匹林、氯吡格雷、双嘧达莫等抗血小板药物 3～6 个月。以上处理供参考,应根据患者具体情况,个体化处理。

(二)疗效判断

疗效的评价包括血流动力学评估及临床治疗效果评价。成功的 PTA 治疗应是血流动力学、形态影像学得到改善及临床症状得到缓解。PTA 的近期和远期疗效均较好,髂、肾动脉的 PTA 成功率在 90% 以上,五年平均血管开放率在 70% 以上,冠状动脉单支病变 PTA 成功率在 90% 以上。影响疗效的因素中,除病变部位外,病变性质、病变的解剖与病理学特征、患者全身状况、设备情况以及术者经验等也是重要因素。例如,在肾动脉狭窄中,以纤维肌发育不良的疗效最好,扩张成功率在 90%～95%,临床上高血压治愈和改善率达 93%;其次为动脉粥样硬化症;而多发性大动脉炎的疗效较差。

七、并发症处理原则和预防

PTA 的并发症较少,发生率为 0.76%～3.3%,常见的有以下几种。

(一)穿刺部位血肿形成、出血

这是最常见的并发症,主要原因是术中使用肝素量较大,球囊导管的外径较粗,压迫止血不易充分。为预防该并发症发生,压迫止血必须充分,适当延长压迫时间;或留置导管鞘 24 小时,既可减少穿刺部位发生血肿的概率,又可以为术后急性血管闭塞的处理提供方便。出现小的血肿不需特殊处理,可自行吸收,较大的血肿影响肢体血液循环,则需外科行血肿清除及动脉穿刺口缝合。

(二)动脉痉挛

动脉痉挛在 PTA 操作过程中较常见,主要由于操作过程中导丝、导管对血管的刺激,尤其是在操作粗暴、选用器械不当的情况下会增加这种可能。动脉痉挛处理不当可导致血管闭塞,治疗无法完成,因此,在通过迂曲狭窄的血管段时,要求动作轻柔,避免暴力推送;出现动脉血管痉挛,可注入利多卡因 2～3 mL 或罂粟碱 15～30 mg 解除痉挛、扩张血管,如疑有血栓形成,可注入尿激酶溶栓。

(三)血管内膜损伤

因为球囊扩张本身就是一个对动脉的损伤的过程,所以,在 PTA 的操作过程中对血管内膜的损伤是难免的,尤其在动脉硬化的患者。严重的内膜损伤会导致内膜掀起形成夹层,严重的影响血流,甚至导致血管的穿孔。发生夹层或穿孔时,应立即将球囊扩张导管置病变处,充盈膨胀,然后置入血管内支架固定掀起的内膜或急诊外科手术修补治疗。

(四)球囊破裂

球囊破裂可造成动脉切割或急性血栓形成,甚至导致血管破裂,而需急诊手术治疗。术前需了解球囊导管的最大承受压力,术中扩张时最好使用压力表。球囊破裂如为纵向破裂,退管一般是安全的;如为横向破裂,破裂的远端球囊退出时可能折返,推出会有阻力,退出困难需用大血管鞘套取,退出时边退边旋转导管,使破裂顺一个方向有序地套入鞘内后取出。

(五)异位栓塞、远侧端血管闭塞

在 PTA 操作过程中,穿刺、血管扩张、导丝及导管对血管壁的损伤均可继发血栓形成,操作或经高压注射器造影可致血栓脱落,导致急性的血管闭塞。如出现急性的血管闭塞,可将导管头尽量靠近血栓形成部位灌注溶栓、抗凝药物:尿激酶 100 万～200 万单位;同时给予肝素抗凝;局部溶栓无效,远端肢体可能由此产生缺血坏死。

(六)术后再狭窄

术后再狭窄是 PTA 治疗后存在的主要问题,PTA 术后再狭窄多发生在 PTA 后数月至 1 年之内,平均发生率约为 30%。主要原因:①PTA 是一种损伤血管壁成分的机械治疗方法,术后必然会引起一系列修复反应,球囊扩张的结局具有两重性,内、中膜局限性撕裂造成了血管腔的扩大,血流灌注得以恢复;同时内、中膜撕裂也引起纤维组织增生导致再狭窄。②血管壁的弹性回缩和原有病变的进展导致再狭窄。

为了减少再狭窄,可采取 3 种措施。

1.改进设备

已研制成新型材料的球囊,可减少对血管的损伤。

2.药物治疗

减少、预防和治疗 PTA 进程中和 PTA 后出现的血管痉挛、血小板黏附、血栓形成和内膜纤维细胞增生。常用药物为阿司匹林、肝素、硝苯地平(心痛定)、硝酸甘油以及正在试用的前列腺环素、血栓素合成酶抑制剂等。

3.新技术的应用

经皮血管内支架植入术、超声血管成形术、激光血管成形术等。

八、结语

球囊血管成形术具有微创、并发症少、收效快、操作较简便、可重复性强等优点,在治疗血管阻塞和狭窄性疾病方面有着广泛的应用,但由于其术后再狭窄率较高,正逐渐被以血管内支架成形术、激光血管成形术、粥样斑切除术等为代表的新的血管成形技术所取代,现在更多的是作为血管内支架植入的前期准备和治疗得到应用。

第三节　经皮穿刺活检术

一、基本原理

经皮穿刺活检术是指在医学影像设备的导向下,利用穿刺针,经皮穿刺器官或组织后取得组织学或组织学标本进行细胞学或病理学诊断的方法。经皮穿刺活检是一种简便、安全、有效的诊断手段,现已广泛应用于全身各个部位。

二、器材与药物

主要器材有活检针。根据穿刺针头的形态和抽取组织细胞的方式不同,可分为细胞抽吸针和组织切割针两大类。

(一)细胞抽吸针

细胞抽吸针包括 Chiba 针与 Turner 针,多为细针,用于获取细胞学与细菌学材料。

(二)组织切割针

有粗有细,取材较多,可供组织学检查,按其针构造又分为两类。一类是具有切割作用的针尖,包括 Madayag 针和 Greene 针等;另一类是远端具有一活检窗,如 Westcott 针。近年来最常用的是自动或弹射式活检枪,属于切割针范畴。该活检枪有弹射装置,在激发扳机后,切割针弹射进入病变部位获取组织材料。

另一类特殊的活检针是锯齿状的旋切针,由套管针和锯齿状切割针组成,可以进行组织环钻和旋切,为骨活检术中最常用、最有效的活检针。直径在 6～12 G,常用的旋切针有 Faranseen 针、Otto 针及 Rotex 针。活检针如图 5-8 所示。

三、操作技术

(一)穿刺前的准备

1.医师的准备

全面了解或复习病史,复核影像学图像和资料,特别注意有无凝血机制障碍、高血压、冠心病等。术前应与患者及家属谈话,办理术前签字手续,交代注意事项,以取得患者的配合。

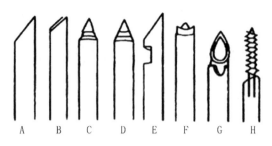

图 5-8　活检针的形状与大小

A.Chiba 抽吸针 20 G,21 G;B.Turner 抽吸针 16～22 G;C.Madayag 抽吸针 22 G;
D.Greene 抽吸针 22 G,23 G;E.Westcott 切割针 20 G,22 G;F.Faranseen 旋切针
18～22 G;G.Otto 旋切针 18～21 G;H.Rotex 环钻针 22 G

2.患者的准备

对于穿刺有紧张、焦虑情绪的患者,穿刺前给以镇静剂。对拟行胸部穿刺而有咳嗽者,应给予止咳药,待咳嗽停止后再行穿刺。拟行腹部脏器穿刺而且穿刺针需经胃肠道者,穿刺前应禁食。对盆腔脏器穿刺时,嘱患者排空大小便。

3.穿刺器械和监视仪器的准备

穿刺器械应严格消毒后使用,对重复使用的穿刺针等器械在使用前应检查其可靠性。在患者进入监视仪器检查台之前,应检查机器是否处于正常运转状态。

4.急救药物的准备

急救药物包括升压药、呼吸兴奋剂、强心剂、高渗糖、地塞米松、止血药、镇痛药、氧气等。

(二)导向手段

经皮穿刺活检是在影像技术导向下进行,不同于开放式和盲目活检。常用的导向手段有电视透视、超声成像、CT 和 MRI。

1.电视透视

简便、经济、操作灵活和定位快。可直接观察进针方向与深度,尤其适用于胸部和四肢骨骼的穿刺活检。

2.超声成像

超声成像简便灵活、不受体位限制、无放射性损伤,还可准确了解病灶的大小、深度和周围组织结构情况。适用于腹部病变。

3.CT

CT 具有良好的密度分辨率和层面空间分辨率。能清晰显示病变及周围组织结构的关系,定位准确,并发症少,使用范围广。倾斜穿刺有困难、操作时间长、费用高是其缺点。

4.MRI

MRI实时透视、无X线损伤并能变轴面成像为其优点。但顺磁性介入材料贵是其主要缺点。

(三)技术及方法

所有穿刺活检均在无菌状态下进行,对穿刺器械应严格消毒,选定穿刺点,对穿刺点及其周围皮肤进行消毒并铺巾。用1%～2%利多卡因作穿刺点局部麻醉。进针前,根据穿刺针粗细,用手术刀片在皮肤作小切口,或用一稍粗针头在皮肤上刺一针眼,以利穿刺针穿过皮肤。定位与穿刺均在影像监视下进行。

1.抽吸活检术

将抽吸活检针穿刺进入病灶中,并进一步核实针头的位置,确保其位于病灶内。退出针芯,连上10 mL或20 mL注射器,在负压状态下将穿刺针小幅度推进和退后数次,以利于病变组织或细胞吸入针芯内,抽吸物送活检(图5-9)。抽吸结束的拔针过程中,只需保持注射器与针内腔的负压,不能再继续抽拉注射器。在针尖即将退出皮肤、皮下组织的瞬间,应停止抽吸负压,这样可防止针内腔的标本吸入注射器筒内,以免造成涂片困难。如抽出的是血性液体,则可能已穿至血管,应将针拔出重新穿刺。穿刺针退出后,轻轻推注注射器,将针内腔的标本物质推注在载玻片上,然后推片、固定。若取材较多,可涂几张玻片。最后将其送病理检验室进行细胞学检查。在穿刺针退出的即刻,使用无菌纱布覆盖穿刺点并局部压迫数分钟,以防止穿刺点出血。

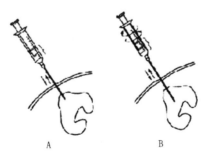

A   B

图 5-9　抽取活检术

A.负压下推进穿刺针;B.负压下退针并旋转

2.切割活检术

切割术的目的是获取组织标本,以能对病变进行组织学检查,其诊断敏感性与特异性均明显高于细胞学诊断。由于肿瘤较大时其中心常发生坏死,肿瘤边缘部分为生长活跃区,故取材时应选择在肿瘤边缘部分(图 5-10)。

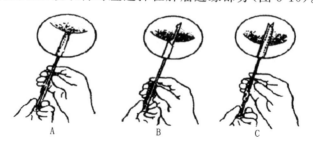

图 5-10　切割活检术

A.穿刺针达病灶缘;B.推进切割针针芯;C.推进切割针针套,取得组织

　　将切割穿刺针整体经皮穿向病灶,针头进入病灶边缘即可,向前推进切割针针芯,然后保持针芯不动,再向前推进切割针针套。套管前进中,即将针芯沟槽的组织切下,封存于套管与针芯槽口内,然后将切割针整体退出。

　　自动活检枪切割组织的原理与此类似。进入病灶边缘时按动枪栓,将针套快速弹射出并切取组织,最后退出(图 5-11)。切割针退出后将针芯推出,取出组织条,将其放入 10%福尔马林或无水乙醇中,送病理检查。

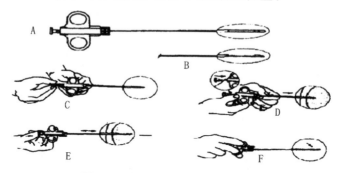

图 5-11　自动活检枪及使用示意图

A.正面;B.侧面;C.后拉枪栓,听到"咔嗒"声,说明针弹簧已被锁住,针处于准备状态;D.后拉活栓,使内针芯后退入切割外套管内并使针整体进入靶区;E.固定针整体不动,用拇指推进活塞,内针芯进入病变区,此时标本槽口外露,正位于病变内,此时扣动扳机,切割外套被弹射入病变区,组织被切割与槽口内;F.整体拔出活检针

3.旋切(环钻)活检术

　　旋切活检术主要用于骨骼病变的活检,基本方法与切割术类似。由于骨骼组织较坚硬,所使用的活检针不同。将旋切针的套针准确穿刺抵达病变区骨面,穿过骨皮质,拔出针芯,从套针内置入旋切或环钻针至病变,在同一方向加压拧

旋几次,切取标本。最后将获取的标本固定,并送病理检查。

四、注意事项

(1)穿刺活检时应在无菌状态下进行,对穿刺器械应严格消毒。

(2)麻醉药物到达深度与定位深度基本一致。

(3)肿瘤较大时,取材应选择在肿瘤边缘部分的生长活跃区或采取多方向取材。

(4)在保证标本数量的前提下,应尽量减少穿刺次数。

(5)抽吸活检术时,负压抽吸过程中应小幅度推进与退出数次,以利病变组织或细胞抽吸入针芯内;针尖退出皮肤时应及时停止抽吸,以免将抽吸病灶抽入注射器筒。

(6)穿刺活检术中一定要避开血管,尤其是切割活检术时。

(7)对施行胸腹部脏器穿刺活检的患者,穿刺活检结束后,应观察患者 1～2 小时,患者无不适或无并发症发生后方可离开检查室。

五、并发症及处理

各种类型的穿刺活检方法所表现出的并发症类似,发生率与穿刺针的直径和类型有着密切的关系,包括疼痛、出血、感染、气胸和诱发转移等。

(一)疼痛

疼痛较轻时无须处理,1～2 天内可自行消失。剧烈疼痛时应考虑损伤血管或神经,除给予镇痛药外,还应给予止血与消炎等处理。

(二)出血

少量伤口出血时,采取按压止血,多可自行停止。出现血压快速下降或持续性、进行性下降时,应考虑大血管破裂,除了给予对症处理外,应立即寻找原因,必要时立即行外科手术修补或介入止血治疗。

(三)感染

穿刺活检后感染多与穿刺器械或皮肤消毒不严有关,应加强无菌观念,一旦出现感染症状,应及时给予抗感染治疗。

(四)气胸

气胸多在肺部穿刺后即刻发生,少量气胸可自行吸收,中、大量气胸应及时采取抽气或负压引流的方法治疗。

(五)诱发转移

恶性肿瘤穿刺活检时可能出现肿瘤通过针道转移、种植,为了防止诱发转移,应尽量减少穿刺次数。

六、应用范围

经皮穿刺抽吸活检在肿瘤的鉴别诊断中已被公认为是并发症少,敏感性和特异性高的方法之一。占位性病变是经皮穿刺活检的主要适应证,用于鉴别肿瘤与非肿瘤、肿瘤良恶性、原发性与转移性,以及明确肿瘤的组织学类型,以便确定治疗方案。肺、肝、肾等实体器官的慢性浸润性病变也值得活检进行分型。

(一)肺活检术

肺部经皮活检是肺部非血管介入技术中的重要内容。一些影像学难以明确性质的病变,通过活检取得细胞学、组织学资料,可做出定性诊断和鉴别诊断,对于治疗方案的选择、制定以及治疗后随访、预测预后等均有重要作用。

(二)肝活检术

影像学导向下经皮穿刺肝肿块活检术已被广泛采用。以往,几乎所有活检都用细针(21~22 G),虽然安全,但只能得到细胞学的诊断,即只能诊断是否为恶性肿瘤,却不了解特殊的组织类型。近年来人们已趋向于使用能取得组织块的切割针(16~20 G)。同时,由于活检样本的病理技术也有了改进,准确率可达90%,安全程度依旧。

(三)骨活检术

骨骼病变的穿刺,基本方法与腹部脏器类似。骨骼病变具有多样性,如囊性病变、炎性病变、溶骨性肿瘤、成骨性肿瘤、代谢性病变、骨性病变浸润软组织等,随着病变性质的不同,病变处骨骼的硬度差异较大,穿刺时应根据病变骨骼的密度与部位选择不同类型的活检针。

第四节　经皮穿刺消融术

一、概念与特点

经皮穿刺消融术是指通过经皮穿刺,在病变局部直接施加强烈的物理或化学性刺激,使病变部位的细胞组织发生变性和坏死,从而起到治疗作用的介入治疗技术。其中以物理刺激造成病变损毁的,称为物理性消融,包括射频消融、微波消融、冷凝消融等;而以化学物质造成病变损毁的,称为化学性消融,如无水乙醇消融、醋酸消融等。

消融术主要用于全身各部位实体性肿瘤的治疗,具有操作简便、见效迅速、并发症少、治疗周期短、患者易接受等优点。该项技术已日趋成熟,可作为操作引导的影像设备多,可供选择的消融手段丰富,在临床上的应用日益广泛。

二、适应证与禁忌证

全身各部位实体性肿瘤不宜手术或不愿手术者,一般要求直径＜3 cm,瘤灶少于3个。较大的肿瘤经血管性介入治疗或其他治疗后残瘤灶已＜3 cm,原发肿瘤已经切除后遗留播散灶少于3个,亦适用于消融术治疗。如其他治疗方法不敏感,为延缓病灶进展,＞5 cm或多于4个病灶的肿瘤亦可作为消融治疗的相对适应证。

有严重的出血倾向、重要器官的功能不全、恶病质、急性感染以及患者无法合作等情况,禁忌行消融术治疗。病灶邻近有重要结构或难以避免损伤的情况,施行消融术应慎重。

三、操作方法与注意事项

选择物理性消融和化学性消融中各一种代表性方法作简要介绍。

(一)射频消融术

原理是通过射频能量作用于病灶局部产生高温,从而造成病变组织的细胞脱水干燥、凝固甚至炭化,属物理性消融范畴。基本操作程序是在CT、B超等影像设备的引导下,把射频消融仪的电极针(单极或多极)直接插入病变局部,注意避开重要的器官和血管;扫描确定位置适当后,开启并调校射频消融仪,维持一段时间,使射频电流产生热能均匀分布在病灶内,产生高温、凝固作用;如病灶较大,可重复进行射频电极针的穿刺和定位,进行多次的叠加治疗,使消融范围与病灶相适应;再次扫描确定消融达到预期目的后,撤除电极针;对穿刺道进行必要的电凝烧灼和封闭包扎后结束操作。

(二)无水乙醇消融术

亦常称为经皮乙醇注射术(percutaneous ethanol injection,PEI),原理是通过向病灶局部注入无水乙醇,导致病变处的组织细胞的蛋白质发生强烈变性和不可逆的凝固性坏死,属化学性消融范畴。由于可以采用细针穿刺,乙醇又是具有渗透性的液体,因而具有简便、安全、并发症轻的优势,而且对肿瘤的适应性良好,已成为实体肿瘤介入治疗的一个重要内容。基本操作程序是在 CT、B 超等影像设备的引导下,将 20～22 G 的 Chiba 针穿刺入病变局部;确定针尖位置适当后,将无水乙醇直接经 Chiba 针注入病变组织内(为了显示无水乙醇的分布,常可混入适量碘油,通常比例——碘油：无水乙醇为 1：9),达到使局部病变坏死的目的。无水乙醇的用量应根据病灶的大小而定,每次注射 10～30 mL,但最多不超过 50 mL。>5 cm 的肿瘤,常需要多点注射,注射时应缓慢并注意患者的反应,发现异常时应立即停止注射。

四、术后处理与并发症预防

(一)醉酒感

注入无水乙醇过多或患者对乙醇比较敏感,可出现较明显的醉酒感。一般不需要特殊处理,休息后可以逐渐消退。

(二)疼痛

无水乙醇通过穿刺道弥散到脏器包膜等处,或注射速度过快、压力过高可造成疼痛感。注意仔细操作可减少疼痛发生;在注射完毕后注入 1% 利多卡因 1～2 mL 亦可有效防止术后疼痛;术后疼痛明显时,可予镇痛剂进行对症处理。

(三)器官血管损伤

选用器材不当、穿刺路径失误或操作粗暴等可能引起器官或邻近血管损伤,甚至有可能造成大出血而致患者死亡的严重后果。处理的方法重在预防,应做好术前规划,严格按照操作规程进行。

第五节　经皮穿刺引流术

一、概念与特点

经皮穿刺引流术是指在影像设备的引导下,利用穿刺针和引流导管等器材,经过皮肤对人体腔隙、管道或组织器官进行穿刺或穿刺置管,对其潴留的体液(如胆汁、胰液、尿液等)或囊肿、血肿、脓肿等病理性液体进行穿刺抽吸、引流,从而达到减压治疗目的的介入技术。

引流术中常通过造影对病理腔隙、管道进行影像学诊断,了解其大小、范围或程度,并可抽吸液体进行细胞学、细菌学和生化检测,协助定性诊断。即时的抽吸引流或辅以注入治疗性药物,能够分别达到减压、消炎、硬化、杀灭肿瘤等治疗目的。因此,引流术可以实现诊疗双重目的,而且效果迅速而确切。

二、适应证与禁忌证

全身各组织器官内的囊肿、血肿、脓肿、浆膜腔积液、胆管或泌尿道梗阻等所致的体液潴留等均适用于引流术。

有严重的出血倾向、穿刺部位存在急性感染、穿刺路径有占位性病变以及患者无法合作等情况,禁忌行引流术治疗。对碘对比剂及麻醉剂过敏者,应注意避免。

三、操作方法与注意事项

因病变的部位、性质不同,或因采用器材和引导设备不同,引流术的具体操作程序有所差异。下面以经皮肝穿胆道引流术(percutaneous transhepatic cholangic dxrainage,PTCD)为例进行简要描述,其他部位的引流术可参照进行。

(一)PTCD 操作程序

(1)患者仰卧,根据原有影像资料并结合透视观察,选定右腋中线 7~9 肋间或剑突下约2 cm作为穿刺点后,进行术区消毒并作穿刺点局麻。

(2)选用 15~20 cm 长的套管针先刺入皮下,电透监视下调整针尖方向,在患者屏气状态下迅速将针直接插至拟定的位置和深度。

(3)拔除金属针后,如有胆汁经套管流出,则代表穿刺成功,此时可以经套管注入对比剂,观察胆道的扩张和阻塞情况。如无胆汁流出,则在套管上接上注射器,边缓慢退管边注入对比剂,直至有胆管显示为止。

(4)送入导丝,一般选用超滑导丝经套管插入肝内胆管,并在透视下旋转推进,尝试通过胆道的阻塞段,并尽量使导丝通过胆总管进入十二指肠;如多方尝试仍不能通过阻塞段,则将导丝引导到扩张较明显而又有利于引流的胆道分支内。

(5)退出套管针,刀尖沿导丝轻缓切开穿刺处皮肤约 3 mm,根据拟植入的引流导管的大小用相应粗细的扩张器对穿刺道逐级进行扩张。

(6)根据需要选用引流管——如前述导丝能通过阻塞段进入十二指肠,则选用较长的有两段侧孔的引流管进行"经皮肝穿胆道内、外引流术";如导丝无法通过阻塞段,则选用较短的仅有一段侧孔的引流导管进行"经皮肝穿胆道外引流术"。⑦经引流管注入对比剂进行观察,判断位置是否适当、引流是否通畅,做必要调整。再将引流导管皮外段妥善固定,并接床旁引流袋(图5-12)。

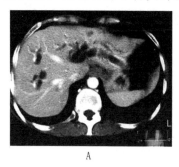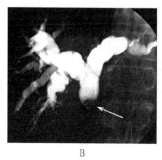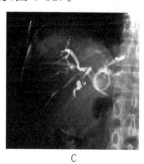

A   B   C

图 5-12　经皮肝穿胆道引流术

A.CT 图像示肝内胆管明显扩张;B.经皮肝穿胆道造影示肝内胆管显著扩张,白箭示肝总管阻塞处;C.经引流后胆管扩张情况明显改善

(二)注意事项

(1)操作前,应详细了解已有的检查结果特别是 CT、超声等影像学资料,以确定技术方案,拟定的穿刺途径应最有利于引流并能尽量避免伤及重要结构及邻近脏器。

(2)因市售器材规格有别,应注意选用相配套的导丝与穿刺针。

(3)为方便引流道的扩张及插入引流管,可经适时换入超硬导丝,以利操作的进行。

(4)为方便引流,引流管不宜太细,且以有多侧孔为佳。

(5)为防止留置的引流导管脱出或移位,常需皮肤固定器或缝针、缝线以作固定。

四、术后处理与并发症预防

术后应注意保持引流管的通畅,防止其移位和脱落,定期对引流管进行抽吸、冲洗,注意穿刺处的护理,预防感染发生。

(一)胆道出血

多为操作过程中器械通过阻塞段造成肿瘤表面破溃所致,也可与穿刺针伤及邻近的血管有关。术前仔细阅读 CT 等影像图片,做到定位准确、操作细致,是重要的预防措施。一般出血不多,常可自行停止,不必特殊处理;如出血较多,可经引流管注入凝血酶止血;如出血特别多,可考虑行肝动脉栓塞止血。

(二)胆道感染

包括经内外引流管逆行胆道感染及原有化脓性胆管炎在造影压力下逆流入血形成脓毒血症。在注射对比剂前放出适量胆汁,注意无菌操作及合理应用抗生素可减少胆道感染发生率。出现感染症状,应加强抗感染治疗,保持引流通畅,并可使用抗生素盐水对引流管进行冲洗。

(三)腹腔出血和胆汁漏

一般与反复多次穿刺及操作粗暴造成突破肝包膜有关。提高技术水平,认真细致的态度对减少此项并发症有重要作用。一般情况不重,无需特殊处理可自行消失;如情况较重,应对症处理或适当调整引流管位置;严重者需要手术处理。

(四)引流管堵塞或移位

浓稠的感染物质、坏死脱落的肿瘤组织及出血造成的凝血块可堵塞引流管,可用生理盐水冲洗,如不成功,可插入导丝疏通,必要时可考虑换入较大型号的引流管。引流管留置位置欠佳、固定不当或患者不自觉的拉扯可使引流管移位,可重新插入导丝,做必要调整;必要时换入可靠的合适型号引流管并作严密固定,术后加强局部护理。

第六节 血管造影术

一、概念与特点

血管造影术是指经血管注入对比剂以显示血管影像的诊断技术。它常以所显示的目标血管而形成具体的命名,如肝动脉造影、股动脉造影、肠系膜上动脉造影、肾静脉造影、下腔静脉造影等。

迄今为止,血管造影是诊断血管性疾病的"金标准"。对于肿瘤性疾病,通过血管造影了解其血供模式,对鉴别良恶性亦有一定的帮助。在施行血管性介入治疗技术之际,常常需要进行血管造影,以起到进一步确定诊断、指明治疗路径、校正治疗方案以及判断治疗效果等作用。

二、适应证与禁忌证

各部位的血管性疾病以及拟行血管性介入治疗的疾病如冠状动脉硬化性心脏病、颅内动脉瘤、肾动脉狭窄以及各部位的实质性肿瘤等均是血管造影的适应证。有时亦可用于小的富血管性肿瘤的定位诊断以及在器官移植或肿瘤切除前作血管解剖评估。

碘对比剂过敏者及严重甲状腺功能亢进者禁用含碘对比剂进行造影,必要时可试用CO_2等对比剂进行血管造影。孕妇、重要器官功能不全特别是肾衰竭的患者,应避免进行血管造影。幼儿及高龄患者应用血管造影应慎重。

三、操作方法与注意事项

由于目标血管在大小、性质、分布、深浅等方面存在许多差异,所以,各部位的血管造影操作方法并不完全一致。

根据注入对比剂的器材(注射器、穿刺针或导管等)进入目标血管的途径不同,可将血管造影分为直接穿刺造影法和选择性插管造影法两类。如四肢静脉的顺行性造影目前多应用经肢端浅静脉的直接穿刺法进行造影,而对各深在部位的动脉造影则常须通过选择性插管的方法来进行。

根据对比剂是否在目标血管内直接注入,可将血管造影分为直接法造影和间接法造影两类,一般多应用直接法。间接法造影虽然显示效果欠佳,但由于在某些情况下可以简化操作,亦具有相当的实用价值,如通过肠系膜上动脉或脾动脉注入对比剂达到显示门静脉目的的造影方法称为间接门静脉造影,可以避免经肝或经脾穿刺行直接门静脉造影所造成的创伤。

根据推送对比剂的工具和方式不同,可将血管造影分为手推法造影和压力注射器法造影两类。手推法造影一般适宜小范围的中小血管显示,在介入治疗过程中常用,有时因仅注入少许对比剂对目标血管进行浅淡的显示,被形象地称为"冒烟"。压力注射器法造影则适用范围广泛。为了达到最好的效果,应重视造影参数(如对比剂的注射流率、总量、时间、保护压力、摄影速率、延迟时间等)的设定。在具体的应用过程中,应根据目标血管的情况、诊断目的以及患者的个体差异等进行综合考虑。

利用计算机对数字图像进行处理,减除骨骼等组织影像,仅显示含有对比剂的血管影像的方法称为数字减影血管造影(digital subtraction angiography, DSA)。DSA 有利于清晰显示血管的细节,不但能增强诊断效率,还能减少对比剂用量,值得推广应用(图 5-13)。

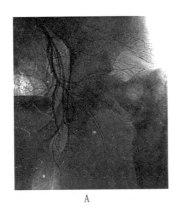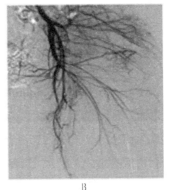

图 5-13　血管造影图像

A.普通造影图像；B.DSA 图像，骨骼背景已经减去，血管细节显示清晰

为了更好地显示目标血管的全貌，还可根据情况设定"追踪"或"旋转"摄影的方式，并通过工作站对图像进行进一步的后处理，从而更加有效地提高血管造影的诊断效能。但这些功能有赖于新型设备的支持。

四、术后处理与并发症预防

含碘对比剂存在变态反应和肾脏毒性的可能，故其术后处理和并发症预防基本上都是围绕此类问题展开的。根据中国对比剂安全使用委员会 2008 年编辑发行的《对比剂使用指南》的要求，检查前一般无需碘过敏试验，但建议签署"碘对比剂使用患者知情同意书"，建议在使用碘对比剂前 4 小时至使用后 24 小时内给予水化，补液量最大 100 mL/h；推荐使用非离子型碘对比剂，最好是等渗或低渗对比剂；检查室应配备相应的急救药品和器材；注射对比剂后需留观 30 分钟才能离开检查室。

第七节　支架植入术

一、概念与特点

支架植入术是指对血管或其他管腔如消化道、胆管、尿路等处的狭窄或闭塞部位植入支架，通过其支撑作用重建腔道管径的介入治疗技术。

保持通畅是体内各种管道系统实现正常生理功能的必要前提。任何可以造成腔内阻塞或腔外压迫的病变均可引起管腔的狭窄甚至闭塞,从而阻碍管道系统的功能发挥。通过腔内植入支架,利用其机械性的支撑作用,能够重建管腔的通畅,恢复血管及其他管道的生理功能,从而达到治疗目的。其操作简便安全,作用快速而持久。

二、适应证与禁忌证

迄今为止,支架植入术已广泛应用于全身各部位的动、静脉系统,如用以治疗肢体动静脉、内脏动脉、冠状动脉、腔静脉及门静脉等的狭窄闭塞性病变。近年来也被用于治疗主动脉瘤及主动脉夹层、颅内动脉瘤、假性动脉瘤及动静脉瘘等血管性病变。此外,它还被广泛地应用于因各种原因所致的呼吸道、消化道、胆道、泌尿道以及鼻泪管等非血管腔道的狭窄、阻塞性病变。

严重的心功能不全、大动脉炎活动期、严重的末梢血流障碍及支架输送装置无法到达预期置放部位者禁用支架植入术。流出道阻塞难以解除以及关节部位,支架植入术应慎重。

三、操作方法与注意事项

(一)操作方法

(1)在影像设备引导下,通过经皮穿刺或经自然孔道将导丝引入。

(2)换入导管进行造影,判明病变管腔的狭窄或阻塞的程度及范围。

(3)设法将超滑导丝通过目标管道的狭窄或阻塞处。

(4)根据需要选用扩张器或稍小的球囊导管进行预扩张并可换入超硬导丝。

(5)沿导丝将选定型号的内支架连同专用输送装置一并送至管腔狭窄处。

(6)摄取影像,确认支架位置是否能够覆盖狭窄段。

(7)在电视透视严密监控下撤除支架输送装置,将支架置放到位,多方位摄片并对管腔进行造影,判断支架置放是否成功。

(8)如支架位置和扩张良好,即拔除器材、结束操作(图5-14)。

(二)支架选择原则

(1)支架大小、长度和支撑力应与目标腔道相适应,支架直径应比病变邻近段正常管腔直径大10%～15%,长度应长于病变。

(2)支架能牢固地贴附于管腔壁上,防止滑脱和移位。

(3)支架材料能耐受植入部位体液如胃酸、肠液、胆汁及尿液的长期浸泡,并尽可能防止肿瘤通过网眼侵入支架腔内,不至于短期内失效。

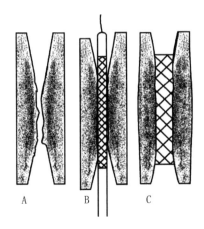

图 5-14　支架置放示意图

A.造影显示管腔显著狭窄;B.沿导丝将支架输送装置

送至管腔狭窄处;C.支架置放后管腔恢复通畅

（4）为了封堵伴有管腔瘘的管腔狭窄,应选用合适型号的带膜支架。

（三）注意事项

（1）支架置放前,必须先行造影,以明确病变的性质、部位及程度,然后根据病变特点选择适当的支架。

（2）选定支架后,应详细阅读产品说明书,严格按照操作规程进行释放。

（3）置放过程应在电视透视监控下进行,要特别注意支架的准确定位,保证使支架准确位于狭窄段并能覆盖病变的上下端。

（4）如发现支架位置不佳,应适当调整或取出支架另行置放;如支架长度不够,应再植入一个或多个支架以达到完整覆盖病变段的目的;如支架扩张无力,可用稍大的球囊在支架内进行扩张以协助支架的支撑作用。

（5）血管内支架植入术后应注意抗凝治疗。

四、术后处理与并发症预防

支架植入术后应注意复查,防止移位、滑脱或闭塞。

（一）支架位置不良或移位

支架选择或释放不当均可造成支架位置不良或移位,甚至滑脱、游走。预防措施为根据狭窄管腔的相邻正常段管径进行选择,释放前应再次复习所用支架的使用操作说明书,支架推送到位后要多方向摄取影像,核对支架标记与狭窄段的相对位置关系,再在电视透视严密监控下进行释放。如出现位置偏差或移位,可根据不同情况进行调整、取出重放或加放支架支撑。

(二)支架内血栓形成或远端血管血栓栓塞

多因血管内支架植入术中操作不当,术后抗凝治疗不够而致。注意遵守操作规程,轻柔操作,术中和术后注意规范的抗凝治疗处理是有效的预防手段。如发生血栓形成栓塞,可行溶栓治疗。

(三)支架再狭窄

腔道内支架再狭窄多因肿瘤未能控制而通过网眼长入或外压加重所致,血管内支架再狭窄多因内膜过度增生所致。预防措施主要是针对肿瘤的治疗,如局部的化疗栓塞或化疗灌注,在支架处植入放射性粒子亦为预防肿瘤生长造成支架局部狭窄的常用方法。药物覆膜支架也是预防支架再狭窄的重要手段,目前在冠脉内支架植入术中应用较多。

参 考 文 献

[1] 韩岩冰,聂存伟,李成龙,等.实用医学影像技术与诊疗应用[M].合肥:中国科学技术大学出版社,2021.

[2] 王文荣.医学影像技术与诊断精粹[M].济南:山东大学出版社,2022.

[3] 霍学军,杨俊彦,付强,等.医学影像诊断与放射技术[M].青岛:中国海洋大学出版社,2021.

[4] 郑继慧,王丹,王嵩.临床常见疾病影像学诊断[M].北京:中国纺织出版社,2021.

[5] 刘鹏.当代医学影像技术[M].长春:吉林科学技术出版社,2019.

[6] 吴二丰,王星伟.胸部常见疾病影像诊断思路[M].北京:科学技术文献出版社,2021.

[7] 李怀波,崔峥,于璟,等.实用医学影像检查与常见疾病影像诊断[M].西安:西安交通大学出版社,2022.

[8] 李超.实用医学影像诊断精要[M].哈尔滨:黑龙江科学技术出版社,2021.

[9] 李艳,贾立伟,许凤娥,等.医学影像基础与临床[M].哈尔滨:黑龙江科学技术出版社,2022.

[10] 贾文霄,王云玲,邢艳.医学影像疑难病例解析[M].北京:科学出版社,2022.

[11] 汪联辉,宋春元,吴江.分子影像与精准诊断[M].上海:上海交通大学出版社,2020.

[12] 姜凤举.实用医学影像检查与临床诊断[M].长春:吉林科学技术出版社,2019.

[13] 郭广春.现代临床医学影像诊断[M].开封:河南大学出版社,2021.

[14] 霍启祥.新编临床医学影像诊断[M].青岛:中国海洋大学出版社,2019.

[15] 山君来.临床 CT、MRI 影像诊断[M].北京:科学技术文献出版社,2019.

[16] 于广会,肖成明.医学影像诊断学[M].北京:中国医药科技出版社,2020.

[17] 梁靖.新编临床疾病影像诊断学[M].汕头:汕头大学出版社,2019.

[18] 裴红霞,王星伟,杨泽权.医学影像检查技术及应用[M].北京:中国纺织出版社,2022.

[19] 吕仁杰.现代影像诊断实践[M].北京:中国纺织出版社,2022.

[20] 陈晶.CTMR 特殊影像检查技术及其应用[M].北京:人民卫生出版社,2020.

[21] 褚华鲁.现代常见疾病影像诊断技术[M].西安:陕西科学技术出版社,2020.

[22] 曹阳.医学影像检查技术[M].北京:中国医药科技出版社,2020.

[23] 舒大翔.实用医学影像技术与临床[M].北京:科学技术文献出版社,2019.

[24] 黄浩.医学影像技术与诊断应用[M].长春:吉林科学技术出版社,2019.

[25] 马飞虹.现代医学影像学诊断精要[M].北京:中国纺织出版社,2022.

[26] 翟红.新编医学影像学[M].济南:山东大学出版社,2021.

[27] 郑娜.实用临床医学影像诊断[M].青岛:中国海洋大学出版社,2020.

[28] 沈娟.影像解剖与临床应用[M].长春:吉林大学出版社,2021.

[29] 菅吉华.临床疾病影像诊断[M].长春:吉林科学技术出版社,2019.

[30] 贾晋卫.临床医学影像诊断与应用[M].哈尔滨:黑龙江科学技术出版社,2021.

[31] 牟玲.实用临床医学影像[M].北京:科学技术文献出版社,2019.

[32] 卞磊.临床医学影像学[M].北京:中国大百科全书出版社,2020.

[33] 陈懿,刘洪胜.基础医学影像学[M].武汉:武汉大学出版社,2018.

[34] 梁永.磁共振成像与 CT 诊断脑梗死并脑出血的应用价值[J].影像研究与医学应用,2022,6(8):152-154.

[35] 张勇,贾西中,冯玉生,等.多层螺旋 CT 联合肿瘤标志物在早期肺癌合并肺结核中的诊断价值[J].中国老年学杂志,2022,42(13):3175-3177.

[36] 王辉,赫娟,艾散江,等.高分辨率食管测压与 X 线钡餐造影对食管裂孔疝诊断价值的评价[J].医学影像学杂志,2021,31(4):611-615.

[37] 张英俊,陈宗桂,聂婷,等.脑动静脉畸形 CT 与 MRI 的诊断价值比较[J].影像研究与医学应用,2021,5(13):23-24.

[38] 郭晶.胸部 CT 联合高频超声诊断胸壁结核的临床价值[J].航空航天医学杂志,2021,32(12):1442-1443.